骨盆骨折
腰骶丛神经减压术

主编　樊仕才　侯志勇

科学出版社

北　京

内 容 简 介

本书从腰骶丛神经的解剖入手，结合各神经根的支配功能、骨盆骨折特点，介绍了骨盆骨折合并腰骶丛神经损伤的定位及定性诊断方法，不同类型损伤的神经减压手术方法及临床疗效。详细叙述了临床治疗的思维、手术技巧等，所选病例涵盖了临床常见的骨盆骨折合并腰骶丛神经损伤类型，旨在为临床治疗提供最佳的治疗方案，减少致残率。

本书可供临床骨科医生、影像科医生等参考阅读。

图书在版编目（CIP）数据

骨盆骨折腰骶丛神经减压术 / 樊仕才，侯志勇主编 . — 北京 : 科学出版社，2022.3
ISBN 978-7-03-071327-8

Ⅰ．①骨… Ⅱ．①樊… ②侯… Ⅲ．①骨盆—骨折—诊疗 ②腰骶部—周围神经系统疾病—诊疗 Ⅳ．① R683

中国版本图书馆 CIP 数据核字（2022）第 006428 号

责任编辑：李 玫 / 责任校对：张 娟
责任印制：赵 博 / 封面设计：龙 岩

科 学 出 版 社 出版
北京东黄城根北街 16 号
邮政编码：100717
http://www.sciencep.com

北京画中画印刷有限公司印刷

科学出版社发行 各地新华书店经销
*
2022 年 3 月第 一 版 开本：889×1194 1/16
2022 年 3 月第一次印刷 印张：11 1/4
字数：320 000

定价：158.00 元
（如有印装质量问题，我社负责调换）

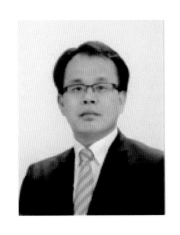

樊仕才　主任医师，博士研究生导师，博士后合作导师。南方医科大学第三附属医院（广东省骨科医院）创伤骨科主任、环骨盆创伤外科主任，广东省骨科研究院创伤救治中心主任。

广东省医师协会创伤骨科医师分会第一届主任委员、广东省医学会创伤骨科学分会副主任委员、广东省医学会骨科学分会创伤学组副组长、广东省生物医学工程学会粤港澳骨科专业委员会副主任委员、国际矫形与创伤外科学会（SICOT）中国部广东省副主任委员兼秘书长、SICOT中国部创伤学会常务委员。《中华骨科杂志》《中华创伤骨科杂志》审稿专家，《中华骨与关节外科杂志》《中华创伤杂志》《中国临床解剖学杂志》《创伤外科杂志》编委。

师从钟世镇院士、金大地教授、朱青安教授，从事骨科临床与科研、教学工作20余年，曾在哈佛医学院进修学习，对疑难、复杂、陈旧的骨盆髋臼骨折的微创治疗有较深入的研究。在国内率先开展经腹直肌外侧入路治疗骨盆、髋臼骨折，后方直接入路治疗髋臼后壁/后柱骨折，金属3D打印技术治疗复杂髋臼骨折等医疗技术，真正实现骨盆髋臼骨折治疗的微创化、精准化、个性化。

主持国家自然科学基金、省重大科技计划项目等多项基金项目，在核心期刊发表学术论文60余篇，SCI收录10余篇，获国家专利9项、省市级科技进步奖1项；培养研究生20余名，多人获国家级优秀研究生。主编《环骨盆创伤经典手术解析》《骨盆髋臼骨折腹直肌外侧入路——临床与解剖》《骨盆髋臼周围手术》，参编《脊柱椎间关节成形术》《数字骨科学》等多部专著。

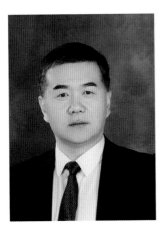

侯志勇　主任医师，博士研究生导师，教育部长江学者特聘教授，河北医科大学第三医院院长。曾获国家级百千万人才工程人选，国家有突出贡献的中青年专家，国务院政府特殊津贴专家，河北省高端人才、省优秀专家、省高校创新团队领军人才、省青年五四奖章，中国医师协会骨科医师分会全国十佳中青年骨科医师等称号。

现任中华医学会创伤学分会副主任委员、中华医学会骨科学分会创伤骨科学组委员、中华医学会骨科学分会青年委员会副主任委员、中国医师协会骨科医师分会青年委员会副主任委员、国际矫形与创伤外科学会（SICOT）中国部常务委员、河北省医学会骨科委员会秘书长、美国骨科创伤协会（Orthopaedic Trauma Association，OTA）国际委员。*BMC Musculoskeletal Disorders* 及 *European Journal of Orthopaedic Surgery and Traumatology* 副主编，*BioMed Research International* 客座主编，*International Orthopaedics*、*Orthopaedics*、*Journal of Trauma and Acute Care Surgery*、《中华创伤杂志》《中华解剖与临床杂志》《中华实验外科杂志》等编委。

多年来一直奋战在临床一线，长期从事临床、科研及教学工作，在骨盆髋臼骨折的微创治疗、髋部骨折的诊治、四肢复杂骨折的诊治等方面具有丰富的临床经验。

编著者名单

主　编　樊仕才　侯志勇

副主编　郭晓东　廖坚文　杨成亮　李　涛　麦奇光

编著者　（按姓氏笔画排序）

王　华　南方医科大学第三附属医院

朱振华　南方医科大学第三附属医院

刘　佳　右江民族医学院附属医院

麦奇光　南方医科大学第三附属医院

李　涛　南方医科大学第三附属医院

杨　诚　南方医科大学第三附属医院

杨成亮　右江民族医学院附属医院

杨晓东　广州市花都区人民医院

肖杏玲　南方医科大学第三附属医院

谷　城　广州市花都区人民医院

宋朝晖　河北医科大学第三医院

陈开放　华中科技大学同济医学院附属协和医院

陈煜辉　南方医科大学第三附属医院

侯志勇　河北医科大学第三医院

姚　升　华中科技大学同济医学院附属协和医院

高渝媛　南方医科大学第三附属医院

郭晓东　华中科技大学同济医学院附属协和医院

黄　海　南方医科大学第三附属医院

廖坚文　南方医科大学第三附属医院

熊　然　陆军军医大学西南医院

樊仕才　南方医科大学第三附属医院

绘　图　刘　涵　杭州一湃数字科技有限公司

郑秋宝　广州市番禺区中心医院

骨盆骨折合并腰骶丛神经损伤是创伤领域较严重的复杂损伤，临床诊断及治疗争议较大，相关的基础、临床研究较少，且缺乏相应的治疗指南或专家共识。由于认识不足，临床医生在诊治过程中存在较多困惑和误区，严重影响治疗效果。

樊仕才、侯志勇两位教授经过多年的临床实践，同心协力、勇于创新，他们组织了一批临床经验丰富，且多年致力于骨盆骨折合并腰骶丛神经损伤研究的中青年专家，共同完成了《骨盆骨折腰骶丛神经减压术》这本书。该书以临床解剖研究为基础，聚焦并创新临床诊断和手术实践应用，旨在促进临床医生对这一损伤认识的提高和规范治疗。

本书详细介绍了骨盆骨折合并腰骶丛神经损伤的诊断、手术入路的创新与改良等，不仅涵盖了传统的基础解剖，X 线、CT、MRI 等常规诊断技术，更融入了合作团队自主创新的"增强 CT 与 MRN 三维图像融合技术"，大大提高了腰骶丛神经损伤的精准诊断，为临床手术方式的选择提供了理论指导，可有效避免治疗上的原则性错误。在临床治疗方面，除介绍传统的神经减压手术方式，还创新性地探索应用腹直肌外侧入路进行骶前神经探查减压手术，取得了较好的临床效果；并将腹腔镜下腰骶丛神经减压技术应用于临床，真正将这一风险高、创伤大、疗效不确定的高难度手术转变成精准、微创、个性化手术。

本书内容丰富、素材翔实、图文并茂，富有开拓性、创新性，是一本既反映传统治疗方法，又涵盖技术创新的、系统的参考书。本专著的出版，填补了国内外关于骨盆骨折合并腰骶丛神经损伤系统、全面、规范诊疗方面的空白。

张英泽

中国工程院院士

河北医科大学第三医院

2022 年 1 月

前　言

　　骨盆骨折合并腰骶丛神经损伤多为高能量损伤，伤情严重、病情复杂，有较高的致残率，临床上进行准确诊断相当困难，治疗效果更是不尽如人意。由于骨盆骨折合并腰骶丛神经损伤神经探查减压手术的难度大、风险高、手术效果不确切，且骨盆骨折合并腰骶丛神经损伤的患者中有近 50% 在伤后神经功能可自行部分或完全恢复，因此，目前对骨盆骨折合并腰骶丛神经损伤后是否行早期神经探查减压、如何探查等均存在较大争议。近年来，国内外有部分学者尝试早期行神经探查松解手术，手术方法多为后路骶管探查，前路探查方法较少见，但总体文献报道较少，手术效果也不确切。

　　本书编者团队致力于骨盆骨折合并腰骶丛神经损伤的治疗近 20 年，在总结前人经验的基础上，利用现代磁共振神经成像（MRN）、3D 打印技术等先进手段，结合患者骨盆骨折的损伤机制、神经损伤的临床表现等，对骨盆骨折合并神经损伤的定位及定性诊断进行了深入的研究，并通过大量病例，探讨骨盆骨折合并腰骶丛神经损伤的临床诊断及手术治疗方法，为大家提供临床参考。

　　本书由长期工作在临床一线的专家共同撰写，内容涵盖骨盆与腰骶丛神经的解剖学、影像学等基础研究及进展，系统介绍了骨盆骨折合并腰骶丛神经损伤神经探查的各种手术入路、手术适应证、手术操作技巧、并发症的防治等；重点介绍了团队自创的腹直肌外侧入路前路探查腰骶丛神经的方法及手术技巧，大大降低手术风险，提高手术效果。全书配有几百幅图片，讲解清晰，旨在为骨科医师及相关临床、科研工作者提供内容丰富、素材翔实、具有开拓性和创新性的参考书。

　　感谢参与本书编写的各位专家、学者的辛勤付出，他们在繁重的临床工作之余，花费了近 5 年的时间、不断补充完善本书的临床病例；感谢张英泽院士亲自为本书作序。本书侧重临床工作的创新和实践，部分理念、临床操作还有待时间的检验，书中若有不足之处敬请指正。

樊仕才

主任医师　博生研究生导师

南方医科大学第三附属医院

2022 年 1 月

目　录

第1章　骨盆周围神经与血管

第一节　骨盆骨性解剖结构

一、骨盆

骨盆由骶、尾骨和左右髋骨及其韧带连接而成，被斜行的界线（为骶骨岬、髂骨弓状线、髂耻隆起、耻骨梳、耻骨结节、耻骨嵴、耻骨联合上缘连线）分为两部分，界线以上为大骨盆，界线以下为小骨盆（真骨盆）（图1-1）。小骨盆有上、下两口，上口又称入口，由界线围成；下口又称出口，高低不平，呈菱形，其周界由后向前为尾骨尖、骶结节韧带、坐骨结节、坐骨下支、耻骨下支、耻骨联合下缘。两侧耻骨下支在耻骨联合下缘形成的夹角为耻骨角，男性为70°～75°，女性为90°～100°。

正常情况下，人体直立时骨盆向前方倾斜。骨盆上口平面与水平面形成一斜度，称为骨盆倾斜度，为50°～60°。骨盆下口平面与水平面也形成约15°的角。由于骨盆向前方倾斜，因此骶尾骨朝前下方，而耻骨联合的后面向后上方。骨盆斜度正常时腰椎有一前凸，骨盆倾斜度的增减将影响脊柱的弯曲，如倾斜度增大，则重心前移，必然导致腰曲前凸增大，反之则腰曲前凸减少。

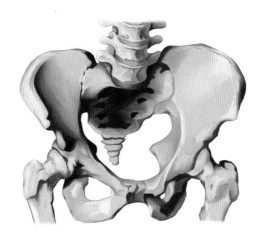

图1-1　骨盆

二、骨盆的组成

（一）髋骨

髋骨为不规则的扁骨，上部扁阔，中部窄厚，有朝向外下的髋臼；下部有一大的闭孔，由3个骨化中心形成的髂骨、坐骨和耻骨结合而成（图1-2），此3块骨于16岁以前由软骨联结，成年后骨化，在髋臼处互相愈合。髋臼底部中央粗糙，无关节软骨附着，称为髋臼窝。窝的周围骨面光滑，称月状面。髋臼的前下部骨缘缺口为髋臼切迹。

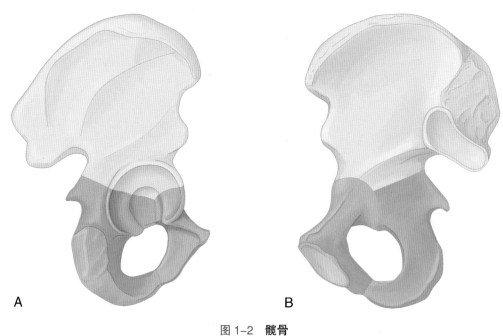

图 1-2　髋骨
A. 外面观；B. 内面观

1. **髂骨**　髂骨位于髋骨后上部，分为髂骨体和髂骨翼。髂骨体位于髂骨下部，参与构成髋臼的上 2/5。由髂骨体向上伸出的扇形骨板为髂骨翼。髂骨翼的上缘称髂嵴，为髂骨的上缘，凸向上，呈 S 形。髂嵴的最高点位于髂嵴中点略向后方，两侧髂嵴最高点连线约平第 4 腰椎棘突，是计数椎骨的重要标志。髂嵴的前后两端突出形成髂前上棘和髂后上棘。髂前上棘为缝匠肌和阔筋膜张肌的起点，也是腹股沟韧带的起点，其下方 3～5cm 处有股外侧皮神经通过。在髂前上棘后方 5～7cm 处，髂嵴有一向外侧的突起称髂结节。髂前上棘下方约 4cm 出处有一突起，称为髂前下棘，是股直肌的起点。髂后上棘对应骶髂关节中部，有骶结节韧带、骶髂背侧长韧带及肌肉附着。在髂后上棘的下方有一突起称髂后下棘，髂后下棘下方有深陷的坐骨大切迹。

髂骨盆面（内侧面）构成的浅窝称髂窝，较为光滑，上界是髂嵴的内唇，下界是弓状线，后界是耳状面及髂粗隆的前缘，有髂肌覆盖，髂窝中心骨质薄，有时可出现先天性的髂窝骨质缺如。髂窝下界有一圆钝骨嵴称弓状线，骨质较厚，髋臼前柱骨折可沿其边缘放置钢板接骨板进行固定。髂骨盆面后部为耳状面，与骶骨耳状面构成骶髂关节，耳状面周围有关节囊及骶髂前韧带附着，后上方粗糙面为髂粗隆，是竖脊肌、多裂肌、骶髂骨间韧带和骶髂背侧韧带的附着点。

2. **坐骨**　坐骨位于髋骨后下部，分为坐骨体和坐骨支，坐骨体构成髋臼的后下 2/5，整体呈三棱柱状，为躯体坐位时支撑身体重量的主要部分，可分前后缘及内外侧面。前缘较为锐利，构成闭孔的后界。后缘肥厚，向上移行为髂骨后缘，构成坐骨大切迹的下部。坐骨大切迹下方有向后突出的三角形骨突，称坐骨棘，肛提肌、尾骨肌、上孖肌及骶棘韧带附着于此，为坐骨大小孔之间的分界。坐骨棘下方有坐骨小切迹，向下移行于坐骨结节。坐骨体的外侧面前外下方有闭孔外肌附着，内侧面光滑，有闭孔内肌附着。坐骨体下后部向前、上、内延伸而成为坐骨支，其末端与耻骨下支结合。坐骨体与坐骨支移行处的后部是粗糙的隆起，为坐骨结节，是坐骨最低部，可在体表扪到。

3. **耻骨**　耻骨位于髋骨前下部，分为耻骨体及耻骨上支、耻骨下支 3 部分。耻骨体组成髋臼前下 1/5，与髂骨体的结合处骨面粗糙隆起，称髂耻隆起，由此向前内伸出耻骨上支，其末端急转向下成为耻骨下支。耻骨上、下支相互移行处内侧的椭圆形面称耻骨联合面，两侧联合面借软骨相接，构成耻骨联合。耻骨上支的上缘有一锐利的骨嵴，称耻骨梳，有腹股沟镰、反转韧带、腔隙韧带附着，其后端起于髂耻隆起，前端终于耻骨结节。由坐骨和耻骨围成的骨环称闭孔。闭孔内缘锐利，由闭孔膜封闭。闭孔膜内外面分别有闭孔内、外肌附着。在闭孔前上方，闭孔膜与耻骨的闭孔沟构成一纤维骨性管道，称闭膜管，向前、内、下方斜行，内有闭孔血管、神经通过。

（二）骶骨和尾骨

1. 骶骨　骶骨由 5 节骶椎融合而成，至成年后相互融合成一块，呈倒三角形，底向上，尖向下，前面凹陷（图 1-3）。骶骨底宽大，向前突出，上缘中分向前隆突称骶岬。骶骨尖部与尾骨相关节。骶骨底上的腰骶关节面呈椭圆形，与第 5 腰椎形成腰骶关节。骶骨底的两侧平滑，称为骶骨翼。骶骨的两侧上部粗糙，为上 3 个骶椎横突相融合所致，呈耳郭状，又称耳状面，与髂骨相应的耳状面形成骶髂关节。骶骨中部有 4 条横线，是椎体融合的痕迹。横线两端有 4 对骶前孔，由骶管发出的前 4 对骶神经前支由此穿出。骶骨背面粗糙隆凸，正中部为骶正中嵴，由第 1～4 骶椎的棘突连成，中间部为骶中间嵴，由各骶椎的关节突形成。在骶中间嵴的外侧有 4 对骶后孔，前 4 对骶神经的后支由此穿出。第 5 腰椎若出现腰椎骶化或骶骨下部与第 1 尾椎相融合，则可出现 5 对骶后孔。骶后孔外侧部有骶外侧嵴，由骶椎横突构成。骶前、后孔与骶管相通，有骶神经前、后支通过。骶管下端的裂孔为骶管裂孔，第 5 骶神经和尾神经从此穿出。骶管裂孔两侧向下突出为骶角，是骶管麻醉常用的标志。

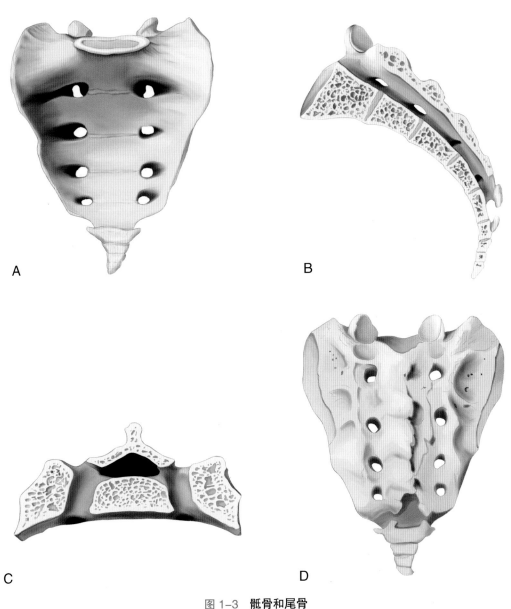

图 1-3　骶骨和尾骨

A. 前下面观；B. 正中矢状面观；C. 经 S_1 骶孔横切面观；D. 后上面观

2. *尾骨* 尾骨呈三角形，由 3～5 节独立的尾椎构成，后相互融合。有时与骶骨融合成为一整块骨，或与骶骨形成关节。尾骨后上部的凹陷与骶骨相连的部分称为骶尾间隙。在关节面后部两侧各有一尾骨角，相当于尾骨的椎弓和关节突，尾骨的侧缘是肌肉与韧带的附着点。

第二节 骨盆周围血管

骨盆血液供应丰富，髂内外动脉及众多分支均从盆腔通过，动脉分支及其伴行静脉在盆腔内密布成血管网，在脏器周围形成血管丛（图 1-4）。骨盆创伤易导致盆腔内血管破裂，引起大出血，出血致死率较高。由于骨盆解剖结构的复杂性，骨盆损伤的手术治疗难度大，了解骨盆动脉的特点、损伤的类型、部位及侧支循环有利于治疗。

（一）髂总动脉及其分支

髂总动脉（图 1-5）由腹主动脉于第 4 腰椎下缘的左前方分为左、右髂总动脉。髂总动脉的内后方分别有左、右髂总静脉伴行，左髂总静脉在第 5 腰椎下缘的右前方与右髂总静脉汇合成下腔静脉。因此，右髂总动脉起始部位则位于左髂总静脉末段前方，这种毗邻关系使左髂总静脉长期处于潜在受压状态，故临床上左下肢静脉栓塞的发生率较高，是妊娠后期左下肢水肿较多见的原因之一。髂总动脉沿腰大肌内侧斜向外下，至骶岬或 L_5/S_1 椎间盘水平，又分为髂内、髂外动脉。

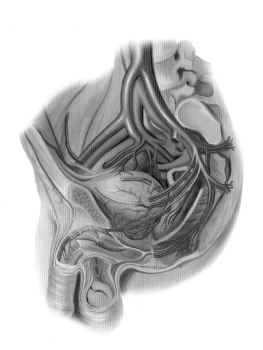

图 1-4 **男性骨盆血管**

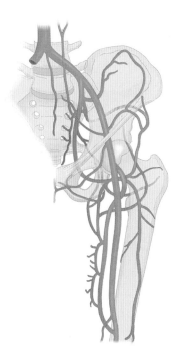

图 1-5 **髂总动脉及其分支**

骶正中动脉是腹主动脉的一个细小终末支，起自腹主动脉终端后壁的上方，距其分叉处 1～15mm。

1. *髂外动脉* 髂外动脉发出后，沿腰大肌内侧缘下行至腹股沟韧带中点，经血管腔隙移行为股动脉。如由脐下左一指远处至腹股沟韧带中点画一连线，此线上 1/3 相当于髂总动脉的行程，下 2/3 则相当于髂外动脉行程。在腹股沟韧带深面，腹横筋膜位于其前，髂筋膜位于其后，这两层筋膜随股动脉形成股鞘。髂外动脉起始部的前方有输尿管跨过。在男性，髂外动脉外侧有睾丸血管和生殖股神经与之伴行，其末段前方有输精管越过。在女性，髂外动脉起始部的前方有卵巢血管越过，其末段的前上方有子宫圆韧带斜向越过。髂外动脉在近腹股沟韧带处发出腹壁下动脉和旋髂深动脉，后者向外上方贴髂窝走行，分布于髂肌和髂骨。

2. 髂内动脉　为一短干，长约 4cm，于骶髂关节前方由髂总动脉分出后，斜向内下进入盆腔。其前外侧由输尿管越过，后方邻近腰骶干，髂内静脉和闭孔神经行于其内侧。主干行至坐骨大孔上缘处，分为前、后干。前干分支多至脏器，后干分支多至盆壁。前、后干的分支均向下行于覆盖腰大肌和梨状肌腹膜壁层的深面，越过腰骶丛的浅部。髂内动脉按其分布可分为壁支和脏支。

（1）壁支

1）髂腰动脉：发自后干，经闭孔神经与腰骶干之间，至腰大肌深面，分出腰支和髂支，供应腰大肌、髂肌及髂骨。

2）骶外侧动脉：发自后干，沿骶前孔内侧下行，分布于梨状肌、尾骨肌和肛提肌等。

3）臀上动脉：发自后干，向下经腰骶干和第 1 骶神经前支之间穿梨状肌上孔出盆腔至臀区，后分为浅支和深支。浅支供应臀大肌，覆盖其上的皮肤；深支发出至髂骨外侧皮质的滋养动脉，供应臀小肌、阔筋膜张肌、髋关节和大转子的分支。

4）臀下动脉：为前干的终末支，由坐骨大孔出盆，多在第 2、3 骶神经之间，向下至梨状肌下孔后至臀部。臀下动脉发小支供应梨状肌、肛提肌及骶结节韧带，供应股后肌、髋关节、臀后及大腿后侧皮肤。

5）闭孔动脉：发自前干，可起源于髂内动脉，也可起源于腹壁下动脉，发出后于真骨盆缘下方，贴壁向前下斜行到闭孔上部后穿闭膜管到股部，营养大腿内收肌群、髋关节等。闭孔动脉在穿闭膜管前发出一细小的耻骨支与腹壁下动脉的耻骨支吻合（死亡冠）。闭孔动脉本干发育不良或缺如，则由腹壁下动脉或髂外动脉发出粗大的耻骨支替代，形成异常闭孔动脉，发生率为 17.95%，行经股环或腔隙韧带的深面，向下进入闭膜管。

（2）脏支：包括膀胱上动脉、膀胱下动脉、直肠下动脉及阴部内动脉等，骶正中动脉分布于盆部。在女性有子宫和阴道动脉。胚胎时，髂内动脉的末端为脐动脉，出生后此段的终末部分变为脐外侧韧带。男性膀胱下动脉的变异较多，有的较大，代替部分阴部内动脉的功能。女性没有膀胱下动脉，但有阴道动脉，多自子宫动脉发出。子宫动脉行于阔韧带的基部，在离子宫 2cm 处越过输尿管，然后弯曲向上，分支供应输尿管，并与卵巢动脉相吻合。子宫动脉向下，与阴道动脉相吻合，形成宫颈的冠状动脉。

1）膀胱上动脉：起自髂内动脉的脐动脉，向下走行，分布于膀胱上、中部。

2）膀胱下动脉：发自前干，沿骨盆侧壁行向下，分布于膀胱下部、精囊、前列腺及输尿管盆部等。

3）直肠下动脉：发自前干，行向内下，分布于直肠下部。

4）阴部内动脉：发自前干，经梨状肌下孔出盆腔至臀部，绕坐骨棘后面，穿经坐骨小孔至坐骨肛门窝，进入阴部管。在管内前行，发出肛动脉，横过坐骨肛门窝脂体，分布于肛门周围。在阴部管前端，阴部内动脉分为会阴动脉和阴茎（阴蒂）动脉进入尿生殖区。

（二）髂总静脉及其分支

1. 髂外静脉　髂外静脉为股静脉的续行段，由腹股沟韧带至腰骶关节，与髂内静脉形成髂总静脉。接收腹壁下静脉和旋髂深静脉。

2. 髂内静脉　髂内静脉位置较深，位于髂内动脉的后内侧，贴骨盆侧壁在髂内动脉的后内侧上升，在骶髂关节前方与髂外静脉汇合成髂总静脉。它的属支一般均与同名动脉伴行，分为脏支和壁支。盆部的静脉数目较多，壁薄且吻合丰富，多环绕各器官形成静脉丛，包括膀胱静脉丛、直肠静脉丛、男性前列腺静脉丛、女性子宫静脉丛、阴道静脉丛及卵巢静脉丛等。汇合成静脉干后多数汇入髂内静脉。盆腔内静脉丛无瓣膜，吻合丰富，可自由交通，有利于血液的回流。骨盆创伤可导致静脉丛大出血。

（三）骶前静脉丛

静脉多吻合成网状、壁薄，缺少弹性，撕裂后易出血。在骶骨前方有骶外侧静脉及骶前静脉组成的骶前静脉丛，骶骨骨折时易导致损伤，直肠、肛管手术时应避免损伤骶前静脉。

第三节　腰、骶丛神经分布及支配功能

了解腰、骶丛神经分布及其支配功能，对早期神经损伤的定位诊断、早期手术探查松解及手术减压方式的选择有重要的指导作用。

一、腰丛

腰丛位于腰大肌深面，由T_{12}前支的一部分、$L_1 \sim L_3$和L_4前支的一部分组成（图1-6）。腰丛除发出肌支支配髂腰肌和腰方肌外，还发出以下分支分布于腹股沟区及大腿的前部和内侧部。

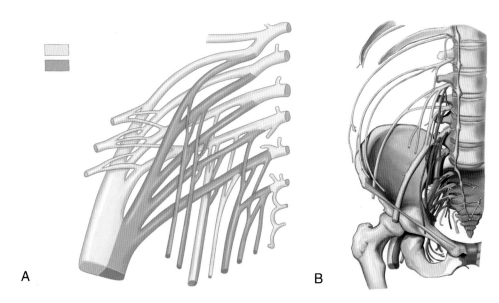

图1-6　腰、骶丛神经及其分支

A.没有骨结构的腰、骶丛神经（黄色：运动纤维；绿色：感觉纤维）；B.有结构的腰、骶丛神经

（一）髂腹下神经

髂腹下神经多来自T_{12}、L_1，出腰大肌外缘经肾和腰方肌向外侧下，在髂嵴上方进入腹内斜肌和腹横肌之间，继而在腹内外斜肌间前行，终支在腹股沟管浅环上方穿腹外斜肌腱膜至皮下，其皮支分布于臀外侧部、腹股沟区及下腹部皮肤，肌支支配所走行的腹壁肌。

（二）髂腹股沟神经

髂腹股沟神经多来自L_1，T_{12}的神经纤维加入后与髂腹下神经汇合，在腹壁肌之间沿精索前行，皮支自腹股沟管浅环外出，分布于腹股沟部和阴囊或大阴唇皮肤，肌支支配沿途分布的腹壁肌肉。

（三）股外侧皮神经

股外侧皮神经多来自L_2、L_3神经前支的后股，自腰大肌外缘走出，斜越髂肌表面达髂前上棘内侧，经腹股沟韧带深面至股部。经缝匠肌起始部后分为前后两支，前支配股外侧皮肤，其下端可达膝关节处。后支在前支上方穿出阔筋膜，分支分布于大转子至股中部皮肤。

（四）股神经

股神经纤维由$L_2 \sim L_4$前支的后股组成，是腰丛中最大的神经。发出后先在腰大肌与髂肌之间下行，在腹股沟中点稍外侧经腹股沟韧带深面、股动脉外侧到达股三角，分为肌支支配髂肌、耻骨肌、股四头肌和缝匠肌。皮支有股中间皮神经、股内侧皮神经及隐神经。股中间皮神经和股内侧皮神经分布于大腿和膝关节前面的皮肤。长的皮支称隐神经，伴随股动脉入收肌管下行，至膝关节内侧浅出至皮下后伴随大隐静脉沿小腿内侧面下降达足内侧缘，分布于髌下、小腿内侧面和足内侧缘的皮肤。

（五）闭孔神经

闭孔神经由 $L_2 \sim L_4$ 前支组成，自腰丛发出后于腰大肌内侧缘穿出，沿真骨盆缘内侧面前行，穿闭膜管出骨盆，以短收肌为界限分前、后两支，分别经短收肌前、后面进入大腿内收肌群。其肌支支配闭孔外肌、股薄肌、长收肌、短收肌、大收肌，皮支分布于大腿内侧面的皮肤。闭孔神经发出关节支支配髋关节、膝关节，临床上髋关节病变时表现为膝关节疼痛或同时存在髋、膝关节疼痛，这是神经扩散痛的一种表现。

（六）生殖股神经

生殖股神经大部分纤维来自 L_2，小部分来自 L_1，自腰大肌前面穿出并沿其前面下降。在髂总动脉外侧、输尿管后侧分为股支和生殖支。股支沿髂外动脉下降，在腹股沟韧带稍下侧穿股血管鞘前壁及阔筋膜或自卵圆窝穿出成为皮神经，支配股三角皮肤感觉。生殖支则沿髂外动脉外侧下降支配腰大肌，在腹股沟管腹环处绕腹壁下动脉外侧进入腹股沟管与精索（男）或圆韧带（女）伴行，支配提睾肌，并发支至阴囊或大阴唇的皮肤。

二、骶丛

骶丛为腰骶干（由第 4 腰神经前支的部分纤维和第 5 腰神经前支组成）和全部骶、尾神经前支共同组成。骶丛贴于骨盆后壁，位于骶髂关节面之前，梨状肌与筋膜之间。主要分支有坐骨神经，股后皮神经，阴部神经，臀上神经，臀下神经。

（一）坐骨神经

坐骨神经为全身最大的神经，由 $L_4 \sim L_5$、$S_1 \sim S_3$ 神经根组成。坐骨神经自梨状肌下缘出盆腔后在股骨大转子与坐骨结节之间中点偏内下降，然后在上孖肌、闭孔内肌、下孖肌后面下行，在出梨状肌下缘部位，坐骨神经内侧有阴部神经、阴部动脉、臀下动脉、臀下神经和股后皮神经。坐骨神经被脂肪包裹，当臀部手术及髋关节后外侧切口入路见到脂肪团时应警惕并进行保护，以免损伤坐骨神经。在股上部，坐骨神经走行在股二头肌长头和大收肌之间，然后走行在股二头肌短头与半膜肌之间，在大腿后部中、下 1/3 交界处分为两部分，胫神经（$L_4 \sim L_5$ 及 $S_1 \sim S_2$ 的前股）和腓总神经（$L_4 \sim L_5$ 及 $S_1 \sim S_2$ 的后股）。在坐骨神经浅面自上而下为臀大肌、半腱肌及股二头肌。坐骨神经的分支多在内侧的不同平面发出，支配半腱肌、半膜肌、股二头肌。

（二）股后皮神经

股后皮神经由 $S_1 \sim S_3$ 神经根组成。通过骶丛与坐骨神经在梨状肌下孔出骨盆，在内侧走行，由臀大肌下缘出筋膜，分布于大腿后侧皮肤。在臀大肌下缘分出臀下皮神经，支配臀下部皮肤。在坐骨结节平面下方发出会阴支，分布于阴囊或大阴唇的皮肤。继续下行至腘窝下部穿出深筋膜，终末支沿小隐静脉下降，至小腿后面的中部，分布于腘窝及小腿上部后面皮肤，可与腓肠神经交通。

（三）阴部神经

阴部神经发自脊神经前支，神经纤维由 $S_2 \sim S_4$ 神经根前支组成，位于股后皮神经内侧，向下与阴部内动脉伴行，从梨状肌下缘离开骨盆，再绕坐骨棘的后方经坐骨小孔重返盆腔，并沿肛提肌下方的阴部神经管（闭孔内肌内侧缘与骶结节韧带形成的镰状凸构成）到达会阴部，在坐骨直肠窝主要分出以下分支。

1. 肛门神经（旧称直肠下神经）　主要支配肛门外括约肌运动及肛管齿状线以下的黏膜和肛周的皮肤。

2. 会阴神经（浅支及深支）　支配会阴浅隙的球海绵体肌、坐骨海绵体肌和会阴深隙的尿道膜部括约肌，发出阴囊（阴唇）后神经，支配阴囊（大阴唇）后的皮肤。

3. 阴茎（阴蒂）背神经　走行在阴茎（阴蒂）的背面，在阴茎背动脉的外侧前行，支配阴茎背面和阴茎头（阴蒂）。

（四）臀上神经

臀上神经由 $L_4 \sim S_1$ 神经根组成，经梨状肌上孔与臀上血管一同出盆腔，在臀中肌及臀小肌间走行，分上下两支支配臀中肌、臀小肌和阔筋膜张肌。

（五）臀下神经

臀下神经由 $L_5 \sim S_2$ 神经根组成，经梨状肌下孔与臀下血管、坐骨神经一同出盆腔，支配臀大肌。

第2章 骨盆骨折合并神经损伤的诊断

骨盆骨折合并神经损伤的预后与受伤机制、神经损伤程度及治疗措施密切相关，正确的诊断能指导治疗方案、判定预后。骨盆骨折合并神经损伤的诊断依赖受伤后的临床表现、影像学检查等，诊断包括神经损伤的定位诊断、定性诊断。

骨盆骨折占全身骨折的 2%～10%，骨盆骨折合并神经损伤与骨折类型有关，发生率占骨盆骨折的 0.75%～15%，骶骨骨折合并神经损伤高达 22%～60%，移位明显的骶髂关节周围骨折并发腰骶丛神经损伤的比率高达 50%；骨盆骨折合并神经损伤的性质有神经卡压伤（50%）、牵拉伤（35%）及根性撕脱伤（15%）。由于骨盆骨折合并神经损伤后约有 50% 患者在伤后一段时间神经功能能自行恢复，因此是否行早期神经减压、前方减压或后方减压一直存在争议。近年来，随着骨盆创伤救治医疗技术的不断提高，结合骨盆骨折后的 CT、磁共振神经成像（MRN）等影像学检查，对骨盆骨折合并神经损伤的受伤机制、神经损伤的性质及部位有了更深入的认识。

第一节 骨盆骨折常见分型

一、根据受伤机制分型

在受伤机制分型（Young-Burgess 分型）中，骨盆骨折合并神经损伤可发生于各种类型的骨折中。

（一）前后挤压伤

前后挤压伤（anterior-posterior compression, APC）时，当骨折线位于骶骨 Denis Ⅱ区或由于骶骨翼骨折分离移位后腰骶干神经进入骨折断端，造成腰骶干神经损伤（图 2-1），影像学表现骨折移位不大，但受伤的瞬间骨折分离较大，导致神经卡压（图 2-2）。对于此类患者术前诊断与手术方式一定要慎重。

1. APC Ⅰ型　耻骨联合分离≤ 2.5cm，可有一侧或两侧耻骨支垂直骨折，骶棘韧带、骶结节韧带及后方韧带复合体无损伤。

2. APC Ⅱ型　耻骨联合分离＞ 2.5cm，骶髂前韧带、骶棘、骶结节韧带断裂，骶髂后韧带、骨间韧带完整，骨盆呈开书样损伤，旋转不稳定，垂直方向稳定。

3. APC Ⅲ型　在 APC Ⅱ型的基础上进一步累及骶髂后韧带、骨间韧带，致完全断裂，骶髂关节分离，垂直方向及旋转都不稳定。

（二）侧方挤压伤

侧方挤压伤（lateral compression，LC）时，由于髂骨骨折块（图 2-3）或骶骨翼骨折块（图 2-4）向内侧挤压，或骶孔挤压（图 2-5）可造成移位骨折块对腰骶干神经的压迫，引起神经损伤。

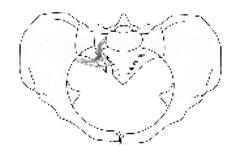

图 2-1　腰骶干神经损伤

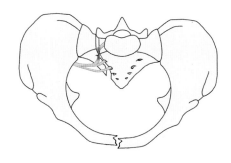

图 2-2　神经卡压

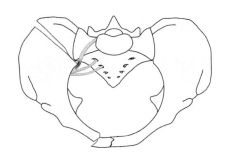

图 2-3　髂骨骨折块向内侧挤压

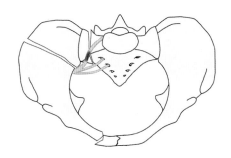

图 2-4　骶骨翼骨折块向内侧挤压

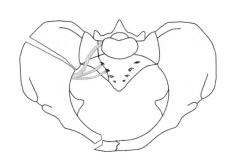

图 2-5　骶孔挤压

1.LC Ⅰ 型　暴力主要作用于骨盆后环，伤侧髂骨压缩性骨折，耻骨支为横行骨折，骨盆环稳定。

2.LC Ⅱ 型　暴力主要作用于骨盆前环，伤侧骶髂关节外侧的髂骨骨折，即新月形骨折，常合并后方韧带复合体损伤，骶棘、骶结节韧带完整，垂直方向稳定。

3.LC 亚型　暴力主要作用于对侧骨盆，致骶棘、骶结节韧带、骶髂前韧带损伤，呈对侧开书样损伤，即 Windswept 骨盆。

（三）垂直剪切伤

垂直剪切伤（vertical shear,VS）合并神经损伤率最高，当骶骨骨折垂直移位明显时，一方面导致腰骶丛神经的牵拉损伤（图 2-6），另一方面由于骶骨上移使 L_5/S_1 神经根孔变窄（图 2-7），L_5 神经根的卡压导致神经损伤。垂直剪切伤是指在轴向暴力作用下致骶髂前、后及骨间韧带等稳定结构被破坏，导致骨盆稳定性完全破坏，髂骨向后上方移位。

1.VS Ⅰ 型　耻骨联合分离，损伤通过骶髂关节。

2.VS Ⅱ 型　耻骨支横断、垂直骨折，附加髂骨骨折。

3.VS Ⅲ 型　耻骨支横断、垂直移行骨折，骶髂关节分离，附加骶骨骨折。

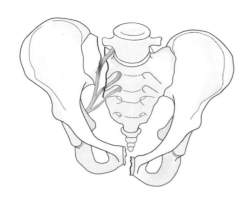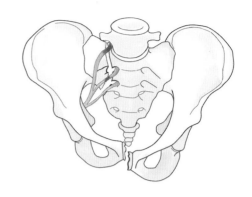

图 2-6　腰骶丛神经牵拉损伤　　　　　　　　图 2-7　L_5/S_1 神经根孔变窄

（四）混合型损伤

混合型损伤（combined mechanism，CM）后，骨盆环垂直和旋转均不稳定，当骨折移位明显时神经损伤的概率大。混合型损伤是前后挤压伤、侧方挤压伤、垂直剪切伤机制共同作用下的损伤类型，常见 LC 合并 VS。

二、根据稳定性分型

在稳定性分型（Tile 分型）中合并神经损伤多见于 Tile C1.3 型骨折和 Tile C2、Tile C3 型骨折。

（一）A 型

骨折块不涉及骨盆环的稳定，几乎不造成神经损伤。

（二）B 型

旋转不稳定型，分 3 个亚型：B1 开书式损伤；B2 侧方挤压损伤，单侧型；B3 侧方挤压伤，对侧型（桶柄样损伤）。参照 Young-Burgess 分型中的 LC 型。

（三）C 型

1.垂直及旋转不稳定型：分 3 个亚型。

（1）C1 单侧损伤：后方可分为髂骨、骶骨骨折或骶髂关节脱位。

（2）C2 双侧损伤：其中一侧为 C 型损伤，另一侧为 B 型损伤。

（3）C3 双侧损伤：双侧均为 C 型损伤或合并髋臼骨折。

2.Tile C1.3 型骨盆骨折中，由于 Tile C1.1 型、Tile C1.2 型骨折或脱位离骨盆周围神经走行的位置较远，发生腰骶丛神经损伤的概率较小，如果出现严重的骶髂关节后脱位（图 2-8）可因移位较大出现神经牵拉损伤，或骶髂关节前脱位对腰骶干神经的压迫损伤（图 2-9）。在 Tile C1.3 型骨折中又以 Tile C1.3a 型骨折（图 2-10）多见，其损伤类型可为神经根牵拉损伤、神经根卡压伤等。Tile C2、Tile C3 型骨折为骨盆后环的双侧损伤，神经损伤可按单侧骨折进行分型。

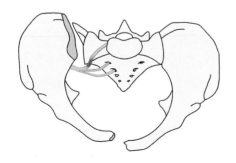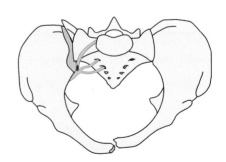

图 2-8　严重的骶髂关节后脱位　　　　图 2-9　骶髂关节前脱位导致腰骶干神经压迫损伤

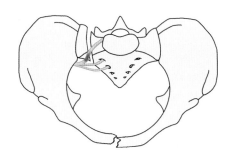

图 2-10　Tile C1.3a 型骨折

三、AO 分型

在 Tile 分型基础上发展而来，临床少用。

四、骶骨骨折的描述性分型

U 形骨折合并神经损伤的概率较高，由于骶骨 U 形骨折中骶骨的横断多位于 S_2 椎体及以远（图 2-11），临床表现为 S_2 以远神经根损伤症状，主要为大小便功能障碍；严重移位可合并下肢神经损伤。

骶骨 U 形骨折又称自杀性骨折，系骶骨双侧纵向骨折合并横行断裂。形态学上 H 形、λ 形、T 形均属其亚型。

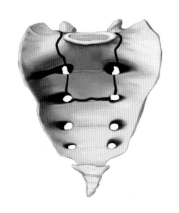

图 2-11　骶骨的横断位于 S_2 椎体及以远

第二节　受伤机制

腰骶丛神经由腰丛和骶丛神经组成，腰丛位于腰大肌深面腰椎横突前方，L_4、L_5 神经根前支构成腰骶干，走行于骶骨翼前方并紧贴骨面，向下斜跨骶骨耳状面与 S_1、S_2 神经根前支汇合成腰骶丛，经坐骨大孔穿梨状肌后形成坐骨神经，支配膝以远小腿及足的感觉、运动功能。骨盆骨折合并腰骶丛神经损伤与腰骶丛神经在骨盆周围的走行特点和骨折类型密切相关，骨盆骨折合并腰骶丛神经损伤的机制主要有 3 个方面。

一、骨折移位导致神经牵拉伤

骨盆骨折尤其是骶骨骨折严重移位后，由于腰骶干神经及 S_1、S_2 神经根紧贴骨面，导致神经牵拉，移位严重导致神经牵拉伤。有些患者入院后影像学检查发现骨折移位不明显，虽然在骨折发生的瞬间移位较大，因肌肉软组织的力量可使骨折立即复位，但已导致神经的牵拉损伤，如合并腰椎的横突骨折等。骨盆侧方挤压伤时由于骶骨翼耳状面向前翻转突出移位，也会导致紧贴骨面走行的腰骶干或 S_1、S_2 神经根牵拉伤。

二、神经卡压

腰骶丛神经卡压伤是指骨盆骨折后移位的骨折块压迫邻近走行的腰骶干神经，引起神经损伤。神经卡压主要来自骶管、骶神经孔和骶前。骶管压迫多见于骶骨粉碎性骨折，骨折块突入骶管后压迫 S_1、S_2 神经根；骶前压迫多见于骶骨 Denis II 区骨折，骶骨翼开书样损伤后腰骶干神经卡压在骨折断端，压迫腰骶干引起类似腓总神经损伤；骶孔周围骨折时骨折块移位压迫或堵塞骶孔导致神经卡压，当骶孔压迫 > 50% 时，神经损伤症状表现明显。

三、神经根性撕脱伤

神经根性撕脱伤是最严重的神经损伤，类似臂丛神经损伤，当骨盆严重移位骨折或腰骶椎骨折严重脱位时，神经根会从椎管内撕脱。

骶骨 U 形骨折中，骶骨横行骨折线常位于 S_2 椎体及以远水平，由于骶骨骨折后前后错位并重叠移位，骶管占位压迫甚至切割骶管内神经根导致神经损伤，临床表现为大、小便功能及性功能障碍。

第三节　临床表现

骨盆骨折合并腰骶丛神经损伤的主要表现为膝以远小腿及足的感觉、运动功能障碍。各神经根支配的关键部位如图 2-12。患者入院后重点检查会阴区感觉、肛门括约肌功能等，以判定是否有马尾神经损伤；检查踝背伸、踇背伸、足跖屈及足背、足底、小腿内侧感觉，以明确所伤及的神经根，结合骨盆 CT 扫描及三维重建、腰骶丛 MRN 检查，基本可判定神经损伤的部位、性质等。如果患者表现为大小便及性功能障碍，神经损伤部位多于骶管，常见于骶骨 H 形或 U 形骨折；如果表现为下肢感觉、运动功能障碍（以下简称下肢症状），损伤多位于骶前；如果大小便功能及下肢神经功能均受损，须充分结合影像学资料进行详细分析。

一、临床症状与体征

（一）腰骶干神经损伤

症状为小腿外侧、足背、足底外侧感觉麻木或感觉过敏、感觉消失，足趾及踝关节背伸功能障碍。重点检查下肢感觉异常区域，是否存在小腿外侧、足背、足底外侧感觉麻木、痛觉过敏或感觉消失（图 2-13），踝关节背伸（胫前肌）肌力，足趾背伸（踇长伸肌、趾长伸肌）肌力。腰骶干神经损伤的临床表现类似于腓总神经损伤。

（二）S_1 神经根损伤

症状为足底感觉麻木或感觉过敏、感觉消失，足趾及踝关节跖屈功能障碍。重点检查下肢感觉异常区域，是否存在足底感觉麻木、痛觉过敏或感觉消失（图 2-14），踝关节跖屈（腓肠肌）肌力，足趾跖屈（踇长屈肌、趾屈伸肌）肌力。S_1 神经根损伤的临床表现类似于胫神经损伤。

（三）$S_2 \sim S_4$ 神经根损伤

症状为肛门收缩乏力，小便不能排出，或大小便失禁，男性勃起功能障碍。重点检查肛周感觉，肛门括约肌是否有收缩。

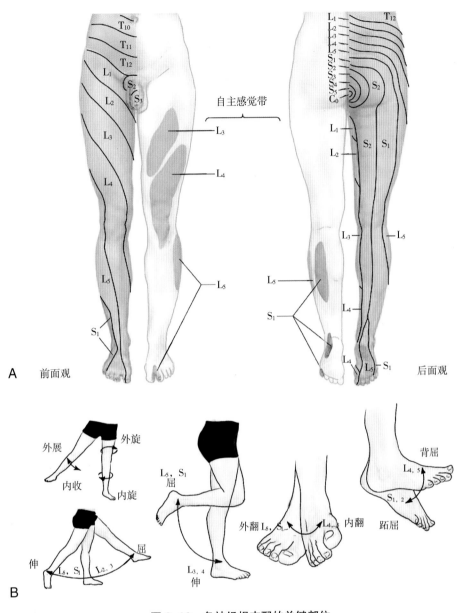

图 2-12　各神经根支配的关键部位
A.腰骶丛神经皮区分布；B.腰骶丛神经下肢运动的节段性支配

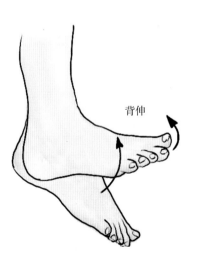

图 2-13　腰骶干神经损伤查体

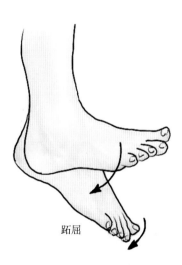

图 2-14　S_1 神经根损伤查体

（四）闭孔神经损伤

闭孔神经始于腰 $L_{2\sim4}$ 神经根，走行于腰大肌表面，位置较浅，发生骨盆骨折时较少伤及闭孔神经。但合并髋臼骨折波及闭孔环时，可因闭孔周围粉碎性骨折而伤及闭孔神经，表现为闭孔神经卡压（图 2-15）或闭孔神经断裂（图 2-16），主要症状为大腿内收乏力，屈膝、屈髋时膝盖不能维持直立位而向外侧倾倒。

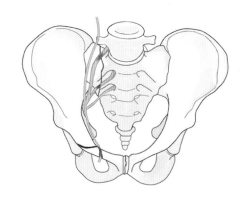
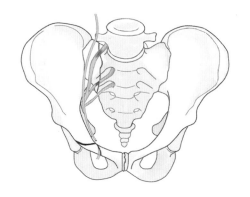

图 2-15　闭孔神经卡压　　　　　　　　　图 2-16　闭孔神经断裂

骨盆骨折后出现屈髋、伸膝乏力等症状时，要分析引起症状的原因，是神经损伤导致或因疼痛导致。

二、影像学表现

（一）X 线

X 线检查是诊断骨折最简单、经济、快捷的方法，骨盆骨折的 X 线检查常规包括骨盆正位、入口位、出口位，必要时增加骶髂关节双斜位和骨盆侧位（图 2-17）。通过骨盆 X 线检查可判断骨盆环是否对称、完整，骨皮质是否连续，骶髂关节、耻骨联合是否对位，骶孔是否完整。

骨盆 X 线检查结合受伤机制基本能满足骨盆骨折分型的诊断。但骨盆 X 线检查不能较全面地反映骨盆的实际状况，尤其是对骶骨的显示存在缺陷，肠道积气等也会使骨折的漏诊率增高。X 线检查不能判断是否合并有神经损伤。

（二）CT 检查

CT 断层扫描能清楚观察各层面骨质的损伤情况；三维重建技术可全方位了解骨盆骨折的各个面、各部位、各角度（图 2-18）。数字骨科技术可对骨盆骨折进行数字分割、模拟复位，甚至可以测量通道螺钉位置、大小、方向等，为骨盆骨折微创复位固定打下基础。

3D 打印技术是将 CT 原始数据导入 Mimics 软件打印骨折模型（图 2-19），全方位观察骨折的状况，必要时骨折模型上进行模拟手术（图 2-20），对钢板进行预弯并预置位置，可提高手术的精准度，并节省手术时间、减少术中出血。

与 X 线检查相比，CT 检查在骨盆骨折的诊断及治疗上能提供更大帮助。CT 检查虽然不能判断是否有神经损伤，但通过 CT 扫描断层和重建，结合骨盆环的骨性解剖标志、血管神经走行等，可诊断及鉴别诊断骨盆骨折合并神经损伤。

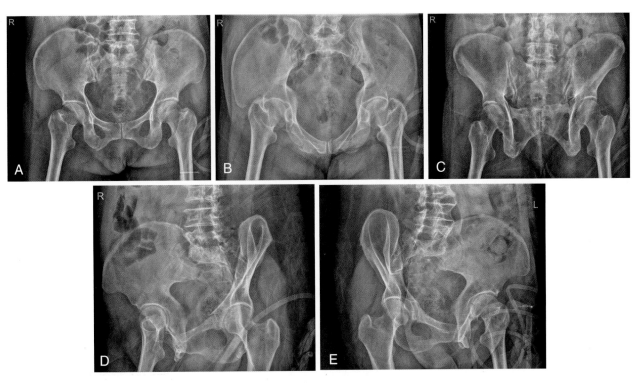

图 2-17　骨盆骨折的 X 线检查
A. 骨盆正位；B. 入口位；C. 出口位；D、E. 骶髂关节双斜位

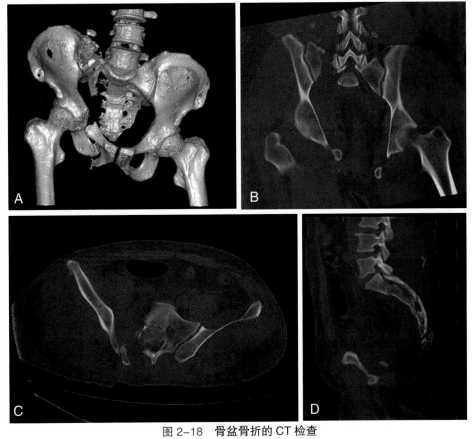

图 2-18　骨盆骨折的 CT 检查
A. 三维重建正面；B. 冠状位；C. 横断面；D. 矢状位

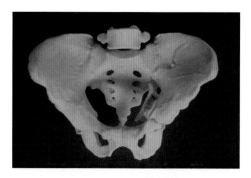

图 2-19　打印骨折模型

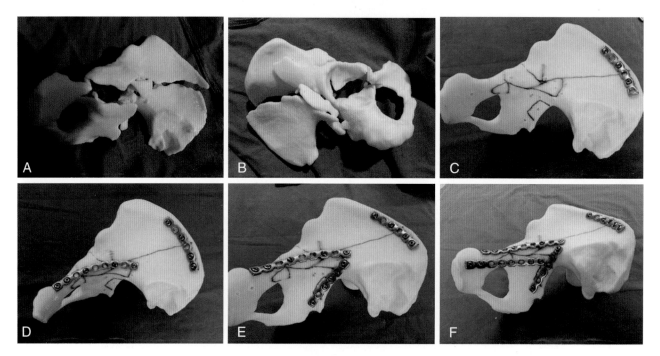

图 2-20　骨折模型上进行模拟手术
A、B. 骨折模型；C ～ F. 模拟手术

（三）MRN 检查

磁共振神经成像（magnetic resonance neurography，MRN) 是近年来新兴的影像技术，通过预置脉冲抑制神经周围脂肪、血流和肌肉的信号获得高分辨率的图像，显示细小的神经结构，并通过神经走行方向调整重建平面，以获得较好的神经影像重建（图 2-21）。采用 3.0T 超导磁共振扫描仪，行冠状位（iMSDE）及轴位扫描（DWIBS），范围包括 T_{12} 椎体中份水平至盆腔，并行神经成像序列。将 iMSDE 及 DWIBS 原始神经图像传至 Philips EWS 后处理工作站，对原始图像进行最大密度投影（maximum intensity projection，MIP）及多方位重组（multi-planner reformation，MPR），获得多方位、多角度及多平面的腰骶丛神经图像，从而可以清楚而方便地观察神经的形态、结构及信号特征。

MRN 主要用于辅助周围神经性疾病的诊断，对腰骶丛神经损伤做精确定位和定性诊断，了解神经损伤类型和周围软组织增生。MRN 表现为以下情况考虑有神经根的损伤：①线状高信号走行中断，是诊断神经根损伤的直接征象，可能为神经根完全损伤。②神经走行发生改变，是诊断神经根损伤可靠的间接征象，表现为神经根自然走行弧度消失，在骨折处呈弧形受压移位改变，甚至出现成角改变，可能是神经的卡压损伤。③神经异常肿胀增粗，是诊断神经根损伤的间接征象，表现为骨折附近神经明显较近端及远端增粗，可能是神经周围有压迫损伤。

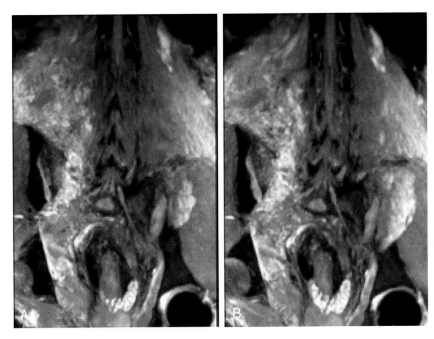

图 2-21　MRN 检查

A、B. 不同层面

　　虽然 MRN 理论上对骨盆骨折合并神经损伤有较高的诊断参考价值，但由于该技术出现较晚、临床操作的技术原因和神经损伤的复杂性，MRN 结果可能与临床并不相符，因此不能作为临床诊断神经损伤的金标准。

第四节　神经损伤的定位诊断

　　确定骨盆骨折合并神经损伤的确切位置很重要，骨盆骨折合并神经损伤的定位诊断有赖于患者的临床症状、体格检查及完善的影像学资料。

　　神经损伤的定位诊断首先要根据症状和查体，明确损伤的神经根，再结合解剖路径与骨盆的影像学检查，特别是 CT 检查，查看神经走行过程中是否有移位骨折块压迫、骨折移位牵拉、神经根孔卡压等。如临床症状、查体与 X 线、CT 检查结果相符，可明确神经损伤的位置，如果有条件行 MRN 检查，同一重建图像中将骨骼、血管、神经及输尿管等组织一体化三维重建（图 2-22），不仅神经损伤的定位诊断更明确，还能确定神经损伤部位与骨性标志的对位关系，同时也能了解血管、输尿管的解剖位置，避免造成副损伤。

　　临床病例：神经损伤定位诊断。

　　患者，男，27 岁，车祸致双侧盆部伤后疼痛，左下肢感觉、运动障碍，急诊入当地医院治疗。入院后行骨盆 CT 扫描三维重建（图 2-23）示右侧骶髂关节脱位、左侧骶骨骨折、左耻骨上下支骨折。诊断为骨盆多发骨折合并左侧腰骶丛神经损伤，于伤后第 7 天行骨盆骨折闭合复位骶髂螺钉固定手术（图 2-24），未行神经损伤处理。术后 7 个月因左小腿以远运动感觉未恢复来我院就诊。入院查体：双下肢等长，骨盆挤压分离试验左耻骨联合外侧疼痛，左膝以远运动、感觉均消失。行骨盆 CT 血管造影（CTA）（图 2-25）及腰骶丛 MRN（图 2-26）检查示左骶骨骨折已愈合，左耻骨支骨折骨不连；左侧半骨盆内旋转畸形，骶骨耳状面变窄，左侧 S_1 孔明显变小、S_2 孔消失，双侧骶髂螺钉位置可；右侧髂血管、输尿管及腰骶丛神经分布存在，左侧腰骶干、S_1、S_2 神经根中断；骨骼、血管、神经及输尿管等组织一体化三维重建显示左侧腰骶干神经于骶骨耳状面前连续性中断，S_1、S_2 神经孔处未见神经。

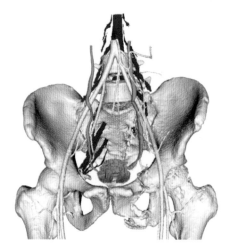

图 2-22　MRN 检查

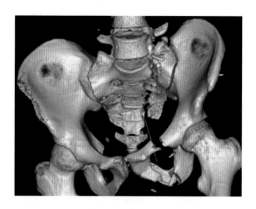

图 2-23　外院术前骨盆 CT 扫描三维重建

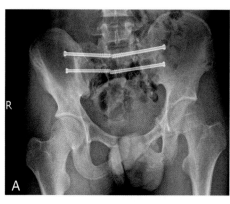

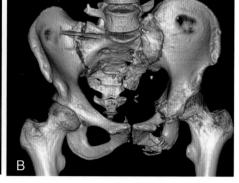

图 2-24　骨盆骨折闭合复位骶髂螺钉固定手术（外院）

A. 术后骨盆正位片；B. 术后骨盆 CT 扫描三维重建

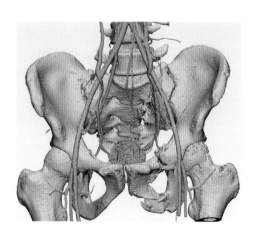

图 2-25　术前骨盆 CTA

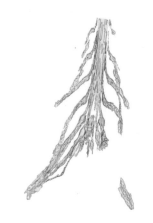

图 2-26　术前腰骶丛 MRN

　　结合患者病史、手术史及术后康复、入院后查体、影像学检查等可明确诊断：陈旧性骨盆骨折、左耻骨支骨不连、左侧腰骶丛神经完全性损伤；神经损伤定位于左侧骶骨前方及 S_1、S_2 孔。

第五节　神经损伤的定性诊断

骨盆骨折合并神经损伤的定性诊断与定位诊断决定了临床术式的选择。神经损伤的定性诊断包括：完全性损伤和不完全损伤，根性撕脱伤、牵拉伤和卡压伤。

神经完全性损伤的损伤程度较重，常需要手术探查减压。骨盆骨折合并神经不完全损伤，要综合考虑神经损伤的部位、骨折移位性质。骨折移位牵拉造成的不完全损伤可通过骨折复位达到神经减压效果，不需要进行开放手术探查减压；骨折块卡压造成的不完全神经损伤有的不能通过骨折复位进行有效减压，有的在骨折愈合过程中由于骨痂生长等原因使神经损伤加重，对这类性质神经损伤，应有临床探查减压指征。

骨折移位造成的神经牵拉伤通过微创或开放手术进行骨折复位后，神经牵拉张力消失，能达到神经减压效果，可不考虑开放减压。骨折端或骨块卡压造成的神经损伤如果通过复位卡压的骨折块能解除神经压迫，则不需要进行神经减压，如果骨折块卡住神经根孔则必须去除骨折块才能达到神经减压效果。骨盆骨折合并神经根撕脱伤的预后最差，常需要进行神经根吻合或神经转位，但大部分效果不好。

临床病例：神经损伤定性诊断。

患者，男，46 岁，重物砸伤左侧盆部后疼痛、左足麻木活动受限 12 天由外院转入院。入院查体：骨盆环基本对称，无明显畸形，骨盆挤压分离试验（+）；双下肢等长，右足背感觉麻木，足趾背伸不能，跖屈乏力，大小便功能正常。骨盆 X 线（图 2-27）及 CT 扫描三维重建（图 2-28）显示左侧骶骨 Denis Ⅰ区骨折，左侧耻骨上下支骨折，右侧髋臼顶柱骨折，外旋移位；骨盆 CTA（图 2-29）三维重建显示右侧髂血管、输尿管走行正常，左侧髂总血管于 $L_{4/5}$ 椎间盘水平分成髂内、髂外血管，左侧输尿管走行明显较正常偏外；腰骶丛 MRN 检查（图 2-30）示左侧腰骶干神经在骶骨耳状面有水肿，连续性完整，提示有神经损伤。骨盆 CTA 联合 MRN 三维重建（图 2-31）可清楚显示腰骶干神经损伤部位、损伤性质及神经与周围骨质、血管、输尿管的解剖关系。

结合患者病史、入院后查体、影像学检查等，可明确诊断：骨盆骨折合并左侧腰骶干神经损伤；神经损伤性质为不完全性损伤。

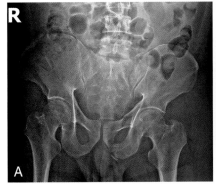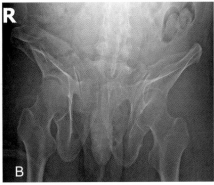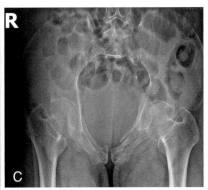

图 2-27　术前骨盆 X 线片
A. 骨盆正位；B. 出口位；C. 入口位

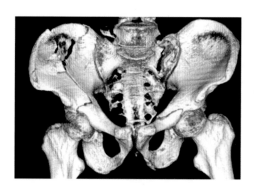

图 2-28　术前骨盆 CT 扫描三维重建

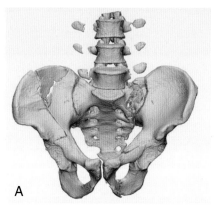 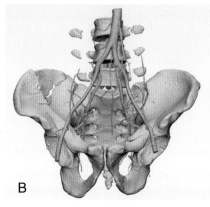 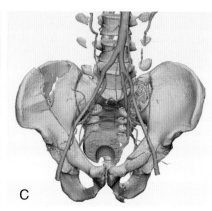

A

B

C

图 2-29　**术前骨盆 CTA**
A. 骨盆；B. 骨盆 + 血管；C. 骨盆 + 血管 + 输尿管

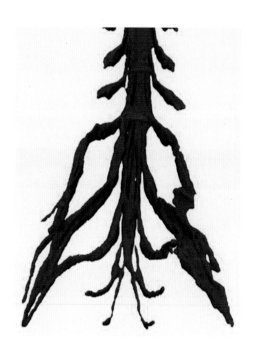

图 2-30　术前腰骶丛 MRN

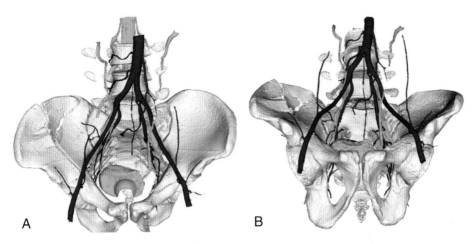

图 2-31　术前骨盆 CTA 联合腰骶丛 MRN 三维重建
A. 正面；B. 出口位

第六节　骨盆骨折合并神经损伤的鉴别诊断

骨盆骨折合并神经损伤主要与脊柱骨折、椎管占位及周围神经损伤相鉴别。

一、脊柱骨折合并神经损伤

骨盆骨折合并脊柱骨折并不少见，当严重脊柱骨折造成椎管内占位（图 2-32），压迫脊髓或神经根时会引起相应的神经损伤症状。

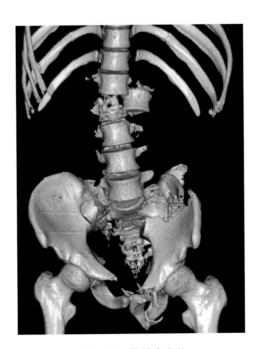

图 2-32　椎管内占位

（一）鉴别要点

1. 脊柱骨折处有椎管占位影像学表现。

2. 临床多表现为损伤节段以远双侧对称性神经功能障碍，合并大小便功能障碍。

3. 神经损伤表现与骨盆骨折部位不符。

（二）临床病例

患者，女，23 岁，高处坠落致腰背部及盆部伤后疼痛、大小便功能障碍 10 天，由外院转入。患者从约 10 米高处坠落后入当地医院进行抢救治疗，病情稳定后发现大小便无知觉，双下肢感觉、运动正常。查体：骨盆环明显畸形，骨盆挤压分离（+），L_1 椎体棘突压痛；双下肢不等长，右下肢短缩约 1cm；双下肢感觉正常，肌力正常；肛门括约肌松弛，不能自行小便；骶尾部皮肤挫伤，有波动感；右侧臀部及大腿后侧痛觉过敏。腰椎和骨盆 CT 扫描三维重建（图 2-33）及腰椎 MRI 检查（图 2-34）示 T_{12}、L_1 椎体爆裂骨折、椎管有不全占位，骶骨 L 形骨折，骶骨横断位于 S_3，骶椎远折端呈多段粉碎并向盆腔重叠移位；右侧骶骨翼骨折线均经过骶孔，轻度上移。入院诊断：①骶骨 L 形粉碎骨折；② T_{12}、L_1 椎体爆裂骨折；③骶尾部广泛软组织脱套伤。

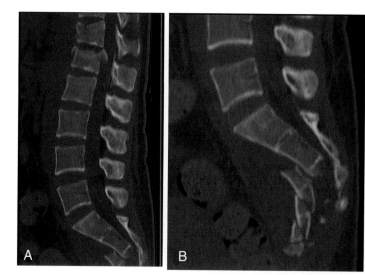
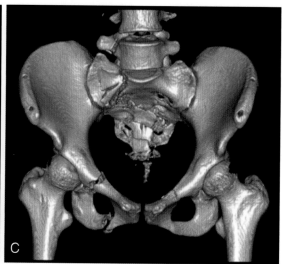

图 2-33　腰椎和骨盆 CT 检查
A、B. 腰椎矢状位；C. 骨盆 CT 扫描三维重建

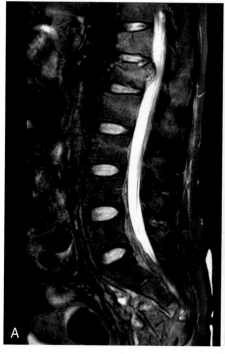
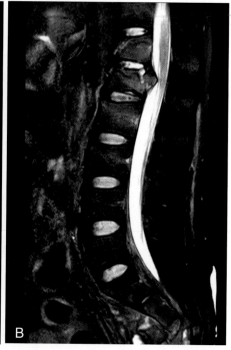

图 2-34　腰椎 MRI 检查
A、B. 不同层面

1. 脊柱骨折

（1）支持点：患者为 T_{12}、L_1 椎体爆裂骨折，椎管有占位，可能造成脊髓圆锥损伤，导致大小便功能障碍。

（2）不支持点：患者 T_{12}、L_1 椎体爆裂程度不严重，椎管内占位程度轻，可能为脊髓圆锥损伤引起大小便功能完全障碍，患者右侧臀部及大腿后侧痛觉过敏无法解释。

2. 骶骨骨折

（1）支持点：骶骨 L 形骨折伤及骶管及右侧骶骨翼，骶骨重叠移位明显，这种损伤极易损伤右侧 S_3 及以下神经根，临床表现为大小便功能丧失，并可能伤及 S_{1-4} 神经根后支，导致患侧臀部与大腿后侧皮肤感觉障碍。

（2）不支持点：患者仅伤及一侧骶丛神经根，而大小便功能由双侧神经共同支配，单侧损伤是否能引起大小便功能的完全丧失？

二、椎管内占位病变

骨盆骨折合并椎管内占位性病变较罕见。椎管内血肿、肿瘤等形成椎管内占位（图 2-35），压迫脊髓或神经根时会引起相应的神经损伤症状。鉴别要点：①脊柱骨折处有椎管占位影像学表现；②临床上多表现为损伤节段以远与占位侧的神经功能障碍，可合并大小便功能障碍；③神经损伤表现与骨盆骨折部位不符。

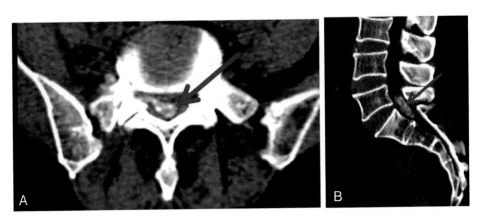

图 2-35　**椎管内血肿、肿瘤等形成椎管内占位**
A. 骶管占位；B. 矢状位

三、周围神经损伤

骨盆骨折合并神经损伤与周围神经损伤的鉴别相对容易，主要有坐骨神经损伤、腓总神经损伤、胫神经损伤，并有神经走行路径的损伤及相应的神经症状。

（一）临床病例

骨盆骨折（Tile C1.3）、腓骨小头外伤合并下肢神经损伤。

患者，男，32 岁，重物砸伤右侧盆部、右腓骨小头后疼痛、右下肢感觉、运动障碍急诊入当地医院治疗。入院查体：骨盆挤压分离试验（＋），右膝外侧皮肤挫伤；右小腿及足背感觉麻木，足、踝背伸不能。骨盆 CT 扫描三维重建（图 2-36）示右侧骶骨翼压缩骨折、耻骨联合周围骨折；右下肢无骨折。诊断为骨盆骨折合并右侧腰骶丛神经损伤，未行特殊治疗。伤后 2 个月因右足运动感觉未恢复来我院就诊。入院查体：双下肢等长，骨盆挤压分离试验（±），右侧臀肌收缩较对侧略减弱，右小腿外侧皮肤完好，右小腿及足背感觉麻木，足趾背伸及踝背伸肌力 1 级。骨盆 CT 及腰骶丛 MRN（图 2-37）检查示右骶骨骨折、耻骨联合周围骨折已愈合；右骶骨耳状面变窄且有骨折块向前方移位，S_1 孔变小；右侧腰骶干，S_1、S_2 神经根连续，右侧腰骶干神经变粗。右侧腓总神经彩色超声检查示神经水肿变粗。结合患者病史、入院后查体、影像学等，诊断为：陈旧性骨盆骨折合并右侧腓神经不完全性损伤；右侧骶骨前方或腓骨小头？

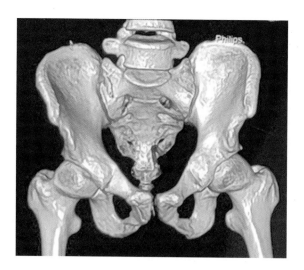

图 2-36　术前骨盆 CT 扫描三维重建

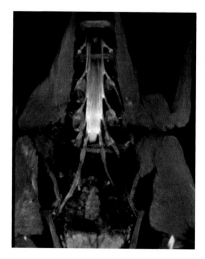

图 2-37　术前腰骶丛 MRN

（二）诊断

患者入院主诉右足感觉、运动障碍，临床表现为腓总神经不完全损伤症状，伤后 2 个月，右足背、小腿外侧感觉麻木，伸肌力仅 1 级。右下肢神经损伤的原因如下：

1. 骨盆骨折

（1）支持点：①患者右侧骶骨翼压缩骨折，骨折块向前方移位，可能压迫此处走行的腰骶干神经；②右侧臀肌收缩较对侧减弱；③骨盆腰骶丛 MRN 提示腰骶干神经受压水肿。

（2）不支持点：①右侧骶骨骨折移位不严重，与神经的完全性损伤表现不符；②腰骶丛 MRN 显示神经的连续性存在，神经水肿，患者伤后 2 个月神经损伤症状与影像学表现不符合。

2. 腓骨小头外伤

（1）支持点：①右侧腓骨小头有明确的砸伤病史，此处正好是腓总神经的走行路径；②临床表现为右侧腓总神经损伤表现；③敲击腓骨小头下方有下肢放射性麻痛；④右侧腓总神经彩色超声检查示神经水肿变粗。

（2）不支持点：①臀肌收缩减弱；②骨盆腰骶丛 MRN 显示右侧腰骶干神经有水肿。

（三）治疗方案

1. 手术指征　患者伤后有腓总神经严重损伤表现，伤后 2 个月几乎无恢复，严重影响生活；有骨盆骨折畸形愈合病史，腓骨小头外伤史。手术探查能早期解除神经卡压，为神经功能恢复创造条件，患者伤后 2 个月神经功能有恢复迹象，严重的周围神经挫伤恢复周期需要 3 个月左右，但如果是卡压损伤则建议早期减压，神经卡压时间久后会出现神经变性，晚期功能恢复较差。综合上述因素，建议行神经探查术。

2. 手术方式　骨盆骨折导致神经功能障碍的可能性大，损伤原因可能为软组织卡压；可尽早行腰骶干神经探查。腓骨小头处腓总神经探查创伤小，如果腰骶干神经探查时神经无损伤或损伤不大，可以考虑同时探查腰骶干神经和腓总神经。

（四）手术过程

1. 腰骶干神经探查术　全身麻醉、平卧位，经腹直肌外侧入路（LRA）的上半部分切开皮肤、皮下组织约 6cm，全层切开腹壁肌肉，通过腹膜后进入，通过腹直肌外侧入路的中间窗显露。将腹膜内组织牵拉向内侧，在髂腰肌内侧缘找到髂外血管束，经髂腰肌与髂外血管间隙进行钝性分离，髂腰肌牵拉向外侧，血管牵拉向内侧，显露真骨盆缘，沿真骨盆缘切开髂腰肌筋膜，并向近端显露骶髂关节。在骶髂关节内侧浅表部位可见闭孔神经完好，将闭孔神经连同髂血管束牵拉向内侧，沿骶髂关节骶骨翼表面轻轻向骶正中显露，骶髂关节内侧缘约 0.5cm 处可见紧贴骨面走行的腰骶干神经束，被瘢痕组织束缚较紧，轻柔分离神经组织表面的瘢痕组织，并向远近端游离，见腰骶干神经被瘢痕组织束缚包裹约 3cm，彻底松解腰骶干神经，止血后关闭手术切口。

2. 腓骨小头下方腓总神经探查术　右下肢扎止血带，在右腓骨小头表面切开皮肤约 6cm，小心分离深筋膜，在腓骨小头下方见腓总神经在腓骨小头周围连续性完整，无神经受压痕迹，无明显神经受损表现，将腓总神经游离后关闭伤口。

（五）术后复查

患者术后右下肢感觉、运动功能无明显改变。术后 1 个月右下肢感觉渐渐恢复，运动功能于手术后 3 个月开始恢复，术后 5 个月右下肢感觉运动恢复正常。

第3章 骨盆骨折合并腰骶丛神经损伤减压术

　　骨盆骨折合并神经损伤后约50%的患者在伤后一段时间内能自行恢复神经功能,是否早期行神经探查、前方减压或后方减压一直存在争议。传统观点认为早期手术探查创伤大、手术效果不理想。但随着医学技术的发展、手术方式的进步,越来越多的学者认为早期手术有利于神经功能恢复,可有效避免因骨折陈旧、神经损伤时间长导致神经功能退变。根据受伤机制不同、损伤性质不同,手术方式也存在较大差异,主要有前路探查和后路探查。

　　骨盆骨折合并神经损伤进行神经探查、松解的前提是骨盆环骨折的有效复位和固定,否则难以达到神经减压效果。

第一节　后路减压

　　骨盆骨折合并神经损伤后路减压探查适用于骶骨骨折累及骶管,在骶管内形成占位（图3-1）,压迫骶管内走行的骶神经根,或骨折块压迫骶后孔引起相应的神经损伤症状。临床主要表现为大小便功能障碍和性功能障碍、骨折粉碎,移位严重者还可能引起下肢神经损伤症状。

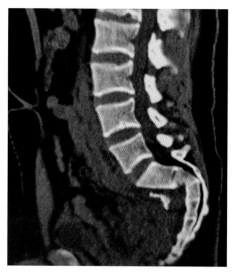

图 3-1　骶管内形成占位

一、手术方法

后路神经探查减压的手术方法有单纯骶管扩大减压和骶管及骶后孔扩大减压两种。

（一）骶管扩大减压

骶管扩大减压主要适用于骶骨 H 形骨折，骨折移位波及骶管，在骶管内形成占位，或骶椎前后移位，骶管内有或没有游离骨折块造成骶管内神经压迫损伤；临床主要表现为大小便功能及性功能障碍。

骶骨骨折导致的大小便功能障碍有完全性损伤和不完全损伤。对于大小便功能完全丧失者，建议行骶管扩大减压手术。对于大小便功能部分丧失者，如骨折粉碎、移位不严重，通过后路腰骶撑开能达到骨折复位、骶管压迫能解除的，可不进行神经探查减压；如果骶管内有粉碎骨折块，通过骶椎复位并不能解除骨块对骶管内神经的压迫，建议进行骶管扩大减压术。

（二）骶管及骶后孔扩大减压

骶骨骨折导致的大小便功能障碍一般行后路骶骨骨折腰骶撑开复位、骶管扩大减压能达到手术目的；但骶骨骨折除引起大小便功能障碍还有下肢神经损伤症状，影像学表现有骶后孔压迫神经根损伤症状者，在行后路骶管扩大减压时同时对压迫的骶孔进行扩大减压术，可达到神经根彻底松解的目的。

对于骶骨 H 形骨折引起大小便功能丧失合并下肢神经损伤症状者，如果影像学表现骶丛神经根的压迫来自骶前方，而后路骶孔扩大手术只能对骶孔后方进行扩大减压，因而不能达到手术目的。

二、手术方法

患者麻醉完成后取俯卧位，取后方腰骶部正中切口，切口从 L$_3$ 棘突至 S$_3$ 水平；切开皮肤、皮下组织，剥离骶棘肌，电刀紧贴骨膜进行分离。充分显露椎体椎板至关节突外侧、骶骨上部椎板、髂后上棘。完成椎弓根螺钉及髂骨置钉后开始行骶管扩大成形术。用椎板咬骨钳小心咬除骶椎椎板，使用磨钻时操作应轻柔仔细，避免骶神经医源性损伤；术前影像学检查如果骶管有碎骨块卡压神经，需行去骨块直接减压，直至直视下见椎管内马尾神经彻底松解、椎管内无明显占位。行后路腰骶撑开复位，复位固定满意后再次检查骶管内神经松解情况，直至神经彻底松解。

第二节　前路减压

骨盆骨折合并神经损伤前路减压探查适用于骨盆后环损伤导致腰骶丛神经损伤，临床主要表现为下肢神经功能障碍。影像学表现：①侧方挤压伤后髂骨向骶前脱位压迫腰骶干神经（图 3-2）；②骶骨 Denis Ⅱ 区骨折移位后神经卡压（图 3-3）；③骨盆垂直剪切损伤上移位有明显的神经牵拉伤（图 3-4）；④骶髂骨折块向骶前突出严重，压迫腰骶丛神经引起相应的神经损伤症状（图 3-5）；⑤骶前孔骨块压迫引起神经损伤（图 3-6）。前路神经探查减压的手术方法有骨折复位固定、骨折块去除、骶孔扩大减压术。

一、手术适应证

骨盆骨折合并腰骶丛神经损伤前路减压的手术适应证需综合考虑临床表现及影像学资料。

临床表现主要有下述方面 A：①下肢神经功能完全性损伤表现（腓总神经、胫神经或坐骨神经）；②仅下肢运动功能减弱，感觉正常；③下肢运动功能正常，感觉异常（麻木、过敏、丧失）；④下肢运动功能丧失，感觉减退；⑤下肢运动功能、感觉部分减退。

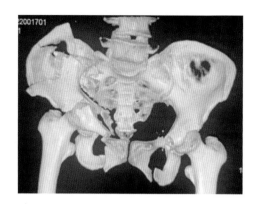

图 3-2　侧方挤压伤

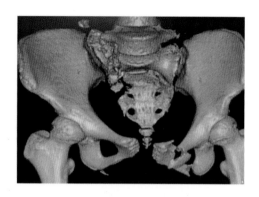

图 3-3　骶骨 Denis Ⅱ区骨折移位

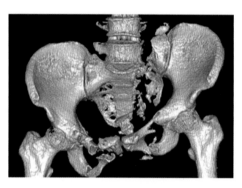

图 3-4　骨盆垂直剪切损伤

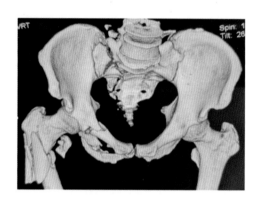

图 3-5　骶髂骨折块向骶前突出严重

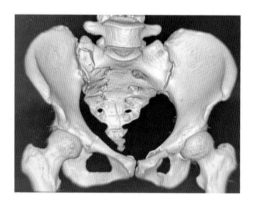

图 3-6　骶前孔骨块压迫

　　影像学表现主要有下述方面 B：①骶髂关节前脱位；②骶骨 Denis Ⅱ区骨折，上移位明显；③骶骨 Denis Ⅱ区骨折，分离移位明显；④骶骨 Denis Ⅱ区骨折粉碎，有明显骨块突出压迫；⑤骶孔有明显骨块压迫；⑥漂浮骶骨翼。

　　（一）绝对适应证

　　骨盆骨折合并完全性腰骶丛神经损伤症状的患者，影像学表现骨盆骨折部位可能有腰骶丛神经走行路径的压迫，均有神经探查减压的手术指征，既在上述条件 A①情况下，满足条件 B 中任何一项均可进行神经切开探查手术；存在条件 A④时，如果满足条件 B 中的①、③、⑤、⑥中的任何一条，有明确的手术探查指征；存在条件 A⑤时，如果满足条件 B 中的③、⑤中的任何一条，有明确的手术探查指征。

　　（二）相对适应证

　　骨盆骨折合并不完全性腰骶丛神经损伤症状的患者，影像学表现骨盆骨折部位可能有腰骶丛神经走行路径的压迫。存在条件 A ④时，如果满足条件 B 中的②或④，患者全身条件许可，可早期进行开放手术神经探查松解；条件 A ⑤一般是因为骶管内占位压迫引起，首先行后路骶管扩大减压；如果同时合并腰骶丛神经损伤，而骶管内无明确骨性压迫，可选择前路探查；合并腰骶丛神经损伤，骶管内有骨性占位，则选择前后联合入路探查。

（三）无手术适应证

如存在条件 A ②、A ③，无论影像学表现如何，建议临床观察，视病情发展变化再确定下一步治疗方案。具体方案参照表 3-1。

表 3-1　骨盆骨折合并神经损伤手术适应证

	A①	A②	A③	A④	A⑤
B①	++	–	–	+	–
B②	++	–	–	±	–
B③	+++	–	–	++	+
B④	++	–	–	±	–
B⑤	+++	–	–	++	–
B⑥	+++	–	–	+	–

"+++"强烈推荐手术；"++"推荐手术；"+"有手术指征；"–"建议非手术治疗

骨盆骨折合并双下肢神经损伤的治疗原则按两个不同部位骨折进行分析，采用相应的治疗方法。骨盆骨折合并下肢神经损伤并有大小便功能障碍者要根据下肢神经损伤的症状、体征及影像学表现，按上述原则进行处理；下肢功能完全性损伤和大小便功能完全性障碍，建议前后联合入路进行神经损伤开放探查、减压、松解手术。

二、前路探查手术方法

骨盆前路神经探查减压的手术入路有：髂窝入路、腹部前正中入路、腹膜外入路、腹直肌外侧入路。每种入路因显露途径、显露范围不同，各有相应的手术适应证。腹直肌外侧入路是通过全层切开腹壁肌肉后沿腹膜外进行分离，将腹膜向内侧牵拉，深层通过内、外、中间窗和骶前窗显露整个半骨盆环。腹直肌外侧入路的皮肤体表标志是位于脐与髂前上棘连线的外 1/3 点与腹股沟韧带内 1/3 点之间（图 3-7），根据骨折的位置、形态、复杂程度可向外延长或缩小切口，一般 6 ～ 10cm 为宜，足够显露半个骨盆环。探查骶前神经主要通过中间窗和骶前窗来显露。

（一）腹直肌外侧入路的中间窗

主要显露骶髂关节周围进行腰骶干神经、闭孔神经的探查松解。在腹直肌外侧入路皮肤切口上半部分将腹壁肌肉提起牵向上，在腹膜外沿髂窝将腹膜及其内在组织向内侧游离并牵向内侧，可见髂腰肌表面的股外侧皮神经；在髂腰肌内侧可见与之平行的髂外血管，髂外动脉紧贴髂腰肌内侧，内下方为髂外静脉（图 3-8）。沿髂腰肌与髂外动脉间的疏松组织间隙用骨膜剥离子钝性分离，其下方为髂骨的弓状线，沿弓状线髂外血管与髂腰肌间的间隙向远近端进行分离并向两侧牵开，注意保护好髂外血管，沿弓状线切开髂腰肌筋膜，近端显露骶髂关节。沿腰大肌与髂血管的间隙可向近端分离，在骶髂关节内侧紧贴骨面可探查闭孔神经、腰骶干神经。

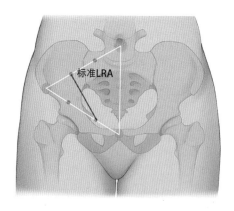

图 3-7 腹直肌外侧入路的皮肤体表标志

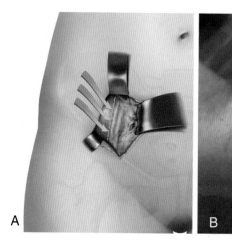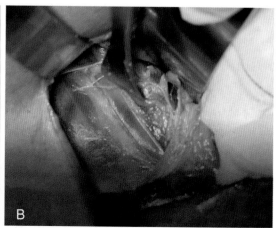

图 3-8 腹直肌外侧入路的中间窗

A. 示意图; B. 实体图

（二）腹直肌外侧入路的骶前窗

主要显露骶前正中结构，用于 S_1 神经孔扩大成形、S_1 神经根松解。在腹直肌外侧入路的中间窗将髂血管牵拉向外侧，沿腹膜后、髂外血管束内侧疏松结缔组织间隙进行分离，可见在腰大肌表面的输尿管，将其拉向外侧，直接显露骶前正中，找到 L_5/S_1 椎间盘和骶岬，骶正中血管可牵拉向对侧；沿前纵韧带表面向外侧谨慎分离，可显露 S_1 神经孔；在此处与中间窗相通进行骶骨 Denis Ⅱ 区骨折的复位。通过此窗口可显露 S_1 神经根的骶前孔、S_1 椎体，进行 S_1 椎体骨折脱位的复位与固定、S_1 神经孔骨折块的卡压减压等。骶前窗位置较深，解剖结构复杂，手术者要有丰富的解剖知识和经验。

第三节 前后联合入路减压

骨盆骨折合并神经损伤通过单一手术入路就能完成神经探查减压，并能达到理想的手术效果，但对于严重移位的骨盆骨折合并下肢神经功能障碍及大小便功能、性功能障碍者，如果影像学支持骶管及骶前均有压迫，单一入路可能达不到手术效果，需考虑前后联合入路进行骨折复位固定、神经探查减压。

骶骨骨折重叠移位时闭合复位或前方复位较困难，一般需后路腰骶撑开复位后才能行前方入路复位残留骨折，因此前后联合入路骨盆骨折复位、神经减压的手术方法应先俯卧位行后路腰骶撑开复位、骶管减压，再仰卧位行前路骨折复位、神经探查减压。

临床病例：患者，男，26岁，高处坠落伤致盆部疼痛、活动障碍、大小便不能控制，入院查体：骨盆外观无畸形，骨盆挤压分离试验（+），小便不能排出，肛门括约肌松弛。双下肢等长，左小腿外侧、足背感觉麻木，痛觉过敏；踝背伸肌力 0 级，足趾背伸不能；跖屈肌力 4 级，足底感觉正常。右下肢感觉运动正常。骨盆 X 线（图 3-9）及 CT 扫描三维重建（图 3-10）显示：骶骨 Y 形骨折，骶管内骨块突出形成占位；左侧 L_5 横突骨折并分离移位，右侧骶骨翼骨折线波及骶孔并明显上移；骨盆前环无异常。入院诊断：骶骨 Y 形骨折合并左侧腰骶丛神经损伤、大小便功能障碍。入院后完善相关检查，于伤后第 10 天在全身麻醉下行骨盆骨折合并神经损伤切开复位、前后路联合神经探查减压术。

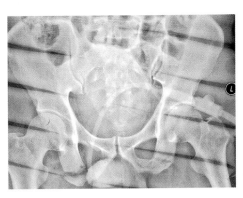

图 3-9　术前骨盆 X 线

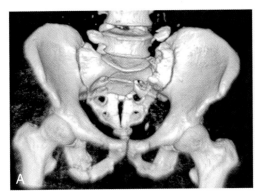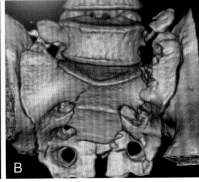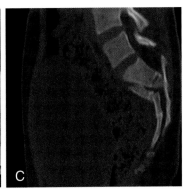

图 3-10　术前骨盆 CT 扫描三维重建

A. 骨盆正面；B. 骶骨正面；C. 矢状位

（一）手术过程

俯卧位行后路左侧经骶骨髂骨螺钉（SAI）腰椎骨盆固定、骶管扩大成形术。取后正中偏左侧皮肤切口，切开左侧椎旁肌肉，显露左侧 L_5 椎弓根螺钉进钉点，置入左侧 L_5 椎弓根螺钉，再置入左侧经骶骨髂骨螺钉（SAI）导针，透视见螺钉导针位置满意后置入螺钉（图 3-11）。椎板咬骨钳咬开左侧椎板，见骶管内 S_2 椎体骨块后凸形成骶管占位，明显压迫骶管内神经，轻柔剥离神经根，去除后凸骨块，行骶管扩大减压，见骶管彻底扩大、神经根松弛后放置预弯好的脊柱棒行后路撑开复位固定（图 3-12），透视见骨折撑开复位满意后拧紧针帽；探查见骶管内马尾神经松弛，连续性完好，彻底止血后放置引流管，关闭切口。平卧位行前路手术。取左侧腹直肌外侧入路，通过中间窗显露骶髂关节，在骶髂关节内侧找到闭孔神经，见连续性存在，无明显损伤表现；在闭孔神经内侧深面见腰骶干神经水肿明显，骶骨骨折线基本复位，腰骶丛神经被周围软组织卡压，行神经彻底松解。透视下经皮置入左侧 S_1 骶髂螺钉导针，导针位置理想，直视下导针从前方穿出后拧入相应长度直径为 7.3mm 空心螺钉固定后环，与后路 SAI 螺钉腰骶固定形成骨盆后环的三角固定（图 3-13）。

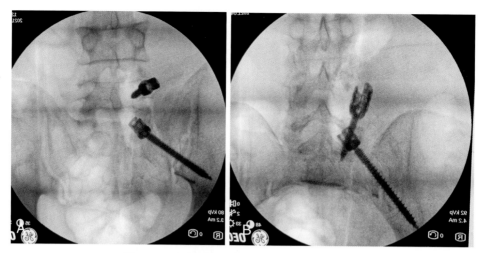

图 3-11 透视见螺钉导针位置满意后置入螺钉

A. 骨盆正位；B. 入口位

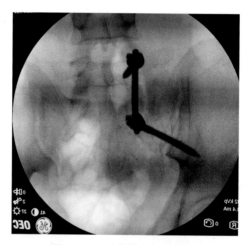

图 3-12 后路撑开复位固定

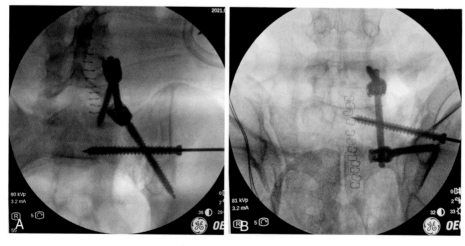

图 3-13 放置 S₁ 骶髂螺钉导针

A. 入口位；B. 出口位

（二）术后随访

患者术后即感左下肢明显轻松，伤口愈合后拆线。术后复查骨盆X线（图3-14）显示骨折复位固定良好。术后2周左下肢感觉恢复正常，运动功能开始缓慢恢复。术后3个月左下肢神经功能恢复正常。患者大、小便功能于术后6个月恢复正常，骨盆X线显示骶骨骨折愈合，无内固定松动及复位丢失。

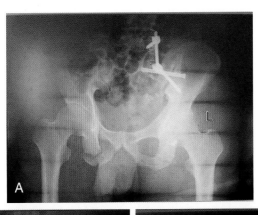

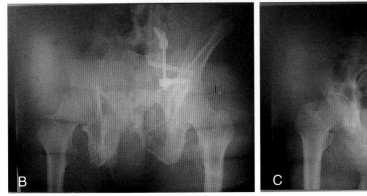

图 3-14　术后复查骨盆 X 线
A. 骨盆正位；B. 出口位；C. 入口位

　　骶骨 H 形骨折多为高处坠落伤后臀部着地，骶椎直接受力引起的骶骨骨折，可分为垂直暴力损伤、屈曲型损伤、过伸型损伤。垂直型损伤表现为上位骶椎椎体直接插入下位骶管中形成椎管占位（图 4-1）；屈曲型损伤表现为骨折远端椎体向后、近端椎体向前，形成前后重叠移位（图 4-2）；过伸型损伤表现为骨折远端椎体向前、近端椎体向后，形成后前重叠移位（图 4-3）；极少数表现为骶椎粉碎性骨折（图 4-4）。

　　骶骨骨折骶管占位引起骶管内神经损伤多表现为大小便功能障碍及性功能障碍。由于骶管较宽大，而骶管内走行的骶丛神经较细小，因此除非骶管压迫特别严重或骨块堵塞骶孔，否则较少引起神经症状。根据骨折移位情况及骶管压迫程度，神经损伤有完全性神经功能障碍和部分神经功能障碍。不同损伤表现采用不同的手术方法：①后路腰髂撑开复位固定间接减压术；②骶管扩大减压术；③后路腰髂撑开复位固定 + 骶管扩大减压术；④后路腰髂撑开复位固定 + 骶管扩大减压 + 骶孔扩大减压术；⑤后路腰髂撑开复位固定 + 骶管扩大减压 + 骶神经根吻合术；⑥后路腰骶撑开复位固定（S-AI）+ 骶管扩大减压术。

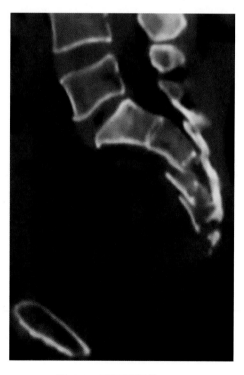

图 4-1　垂直型损伤

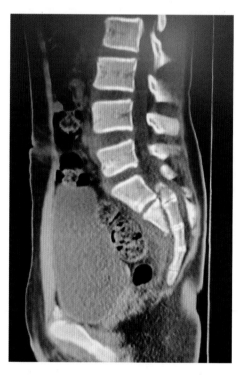

图 4-2　屈曲型损伤

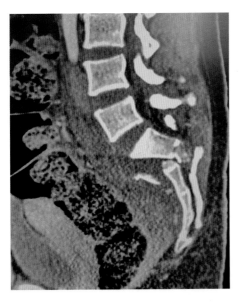
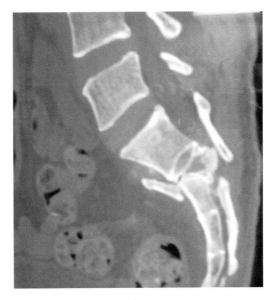

图 4-3　过伸型损伤　　　　　　　　　　图 4-4　骶椎粉碎性骨折

第一节　后路腰髂撑开复位固定间接减压术

骶骨 H 形骨折后大小便功能不完全性损伤，如果影像学表现为骶管不完全占位，或有先天性骶管裂的患者经后路腰髂撑开复位后骶管占位会减轻，不需要进行骶管的扩大减压，减少了手术创伤和手术并发症。手术适应证为骶骨 H 形骨折、腰椎骨盆失稳，且有临床大小便功能不全表现，影像学表现为骶管的不完全堵塞。如合并完全大小便功能障碍、影像学表现为骶管完全性占位者，建议行后路腰髂撑开复位固定的同时进行骶管扩大减压术。

一、手术方法

全身麻醉、俯卧位，后正中切口切开 L_4 棘突至 S_2 椎体平面皮肤达深筋膜层。透视下经裂隙肌间隙置入双侧 L_4、L_5 椎弓根螺钉；将切口皮肤分别向两侧牵拉，显露两侧髂后上棘，用骨刀咬出部分内侧骨质，脊柱椎弓根钉开路器沿髂后上棘向坐骨大孔上方（斜向外下）插入，插入过程确保开路器不穿透髂骨的内外侧皮质，探针探测钉道的安全性并测量钉道长度，将直径 2.5mm 克氏针插入钉道，透视见导针位置好并置入相应直径、长度的髂骨钉（75mm×8mm）。安装髂骨转接头，根据腰椎后凸角度、骨盆旋转矫正角度进行脊柱棒折弯后安装连接。安装完成后通过腰椎撑开器行腰骶撑开复位，透视骨盆入口、出口位见骶骨骨折复位满意后行后路腰髂固定。

选择后路腰髂固定时，是否选择腰椎 L_4、L_5 或单独 L_5 目前没有定论，选择 L_4、L_5 时虽然增加了 1 个脊柱节段的固定，但对于纵向撑开具有稳定性，需强力撑开复位的骶骨骨折建议选择 L_4、L_5，如果仅仅为了维持固定，可选择 L_5。选择 L_4、L_5 双椎弓钉螺钉固定后增加连接横杆可增加稳定性，不需要再行骶髂螺钉形成三角固定模式。

二、临床病例

患者，男，23 岁，高处坠落伤，骶尾部后疼痛、大小便功能障碍 7 天由外院转入。入院查体：骨盆环轮廓正常，骶尾部压痛；插有尿管，肛门括约肌松弛；双下肢运动感觉正常。骨盆 X 线（图 4-5）及 CT 扫描三维重建（图 4-6）示骶骨 H 形骨折，$S_{3\sim4}$ 椎体多段骨折，远折端向盆腔骨移位，骶管内占位；三维重建后面观显示患者有先天性骶管纵裂，矢状位显示骶管占位不全。入院诊断：骶骨 H 形骨折合并大小便功能障碍。

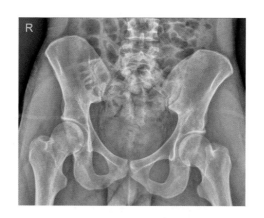

图 4-5　术前骨盆 X 线检查

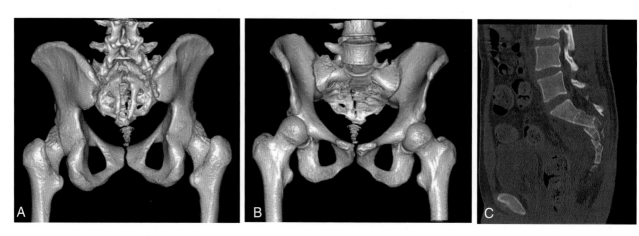

图 4-6　术前骨盆 CT 扫描三维重建
A. 正面；B. 后面；C. 矢状位

（一）病情特点

患者为青年男性，骶骨 H 形骨折，近折端在 S_2 远端，呈伸直性损伤，骶骨近折端凸入骶管，部分重叠移位形成不完全占位；先天性骶管纵裂。考虑患者骶骨严重粉碎，骶骨重叠移位合并骶管不全占位。后路腰髂撑开复位、骶管探查手术指征明确，考虑患者有先天性骶管纵裂，骶管内有神经走行空间，故不选择骶管减压手术。

（二）手术过程

双侧 L_4、L_5 椎弓根螺钉、髂骨钉后路腰骶撑开复位固定，术后复查骨盆 X 线（图 4-7）及 CT 扫描三维重建（图 4-8）示骶骨骨折复位可，内固定钉棒系统位置好。

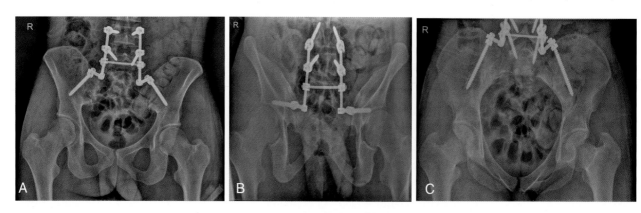

图 4-7　术后骨盆 X 线检查
A. 正位；B. 出口位；C. 入口位

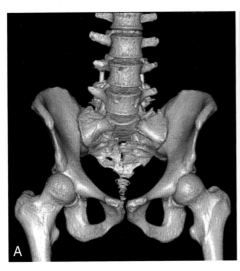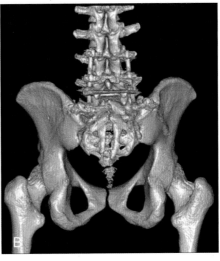

图 4-8　术后骨盆 CT 扫描三维重建

A. 正面；B. 后面

第二节　后路腰髂撑开复位固定 + 骶管扩大减压术

一、后路骶管扩大减压术

陈旧性骶骨 H 形骨折、骶管占位压迫导致大小便功能障碍及性功能障碍的患者，伤后时间较久，影像学资料显示骶骨骨折已经愈合、骨盆挤压分离试验（+），如果伤后超过 3 个月、大小便及性功能未恢复，可考虑行骶管扩大减压、马尾神经探查松解术。

二、新鲜骶骨 H 形骨折、骶管占位压迫

新鲜骶骨 H 形骨折、骶管占位压迫导致大小便功能障碍及性功能障碍的患者，如影像学显示骶骨占位严重，可选择后路腰髂撑开复位、骶管扩大减压术；亚陈旧性骶骨骨折，骨折未愈合也可试行后路腰髂撑开复位术，骨折已经愈合、骨盆挤压分离试验（–）者，要选择截骨矫形才能完成骨折的复位，或行骶管减压术。

第三节　后路腰髂撑开复位固定 + 骶管、骶后孔扩大减压术

一、手术方法

患者麻醉完成后取俯卧位，取后方腰骶部正中切口，切口从 L_3 棘突至 S_3 水平；切开皮肤、皮下组织，剥离骶棘肌，电刀紧贴骨膜进行分离。充分显露椎体椎板至关节突外侧、骶骨上部椎板、髂后上棘。

骶骨 H 形骨折可于双侧 L_5/L_4、髂骨置入椎弓根螺钉，单侧骶骨或骶髂关节骨折脱位可单侧置钉固定；视骨折脱位严重程度决定是否将固定节段向近端延长。

置入髂骨椎弓根螺钉时应注意：①进针点一般为髂后上棘，方向指向髂前下棘，止于坐骨大切迹之上；②在髂后上棘处用咬骨钳咬除部分髂后上棘骨皮质（1.5cm × 1.5cm），形成一个小骨槽，避免椎弓根螺钉钉尾突出骨面导致术后软组织激惹；③骶骨二区或三区骨折可自 $S_{1/2}$ 骶孔之间进针，经骶髂关节置钉，术后对软组织激惹更小。依次用尖锥、直开路锥开通钉道，用探针探查钉道壁，确保没有刺穿骨皮质及钉道的长度，髂骨斜位 X 线透视可辅助正确置钉。

置钉完成后，即可开始行骶管减压，术前影像学检查有进入骶管的碎骨块卡压神经，需行去骨块直接

减压；必要时可从后方行骶前孔扩大减压术以解除神经周围及前方压迫。经过充分减压后选择适合长度的连接棒、预弯；选择合适偏移量的侧方连接器与闭口万向螺钉连接，预弯后的连接棒连接腰骶螺钉和侧方连接器，预紧尾帽；通过交替固定、撑开髂骨螺钉和骶骨钉纠正垂直移位和旋转移位。必要时用下肢牵引辅助撑开复位，陈旧性骨折复位前需清理、松解骨折断端。透视复位满意后常规放置引流管，缝合伤口。

术后避免腰骶的屈曲运动以免应力过大，注意伤口脑脊液渗漏情况，适当延期拔出引流管，避免伤口长期受压，预防伤口感染和压疮。术后 8 ～ 12 周允许患肢部分负重。术后 1 年骨折愈合后尽早去除内固定。

二、临床病例

患者，男，38 岁，受伤原因：高处坠落。诊断：C1.3 型骨盆骨折，骶神经损伤，右侧髋臼横行伴后壁骨折，左侧髋臼前柱骨折，右侧股骨干骨折（图 4-9）。

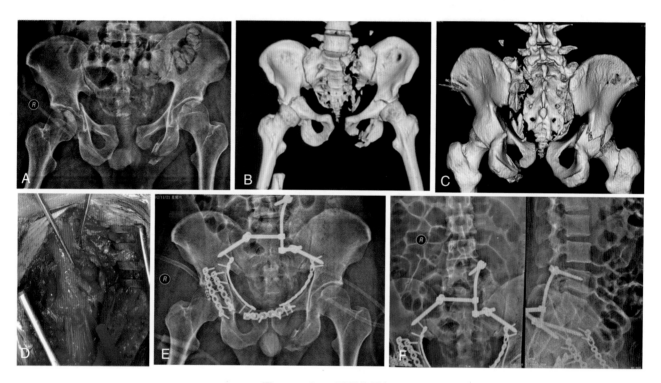

图 4-9　**C1.3 型骨盆骨折**

A. 术前 X 线片，可见左侧半骨盆垂直移位，耻骨联合分离；B、C. 术前三维 CT 前面观左侧髂骨、双侧髋臼骨折、左侧耻骨下支骨折、耻骨联合分离、右侧股骨干骨折、左侧第 5 腰椎横突骨折；D. 术中骶神经骶管充分减压至前方；E. 术后骨盆正位片，左侧腰骶内固定；F. 术后腰椎正侧位

第四节　后路腰髂撑开复位固定＋骶管扩大减压＋骶神经根吻合术

一、手术方法

患者麻醉后取俯卧位，取后方腰骶部正中切口，切口从 L_3 棘突至 S_3 水平；切开皮肤、皮下组织，剥离骶棘肌，电刀紧贴骨膜进行分离。充分显露椎体椎板至关节突外侧、骶骨上部椎板、髂后上棘。

骶骨 U 形骨折可于双侧 L_5/L_4、髂骨置入椎弓根螺钉。置钉完成后即可行骶管减压，可使用磨钻切除骶椎椎板，减压操作应轻柔仔细，避免造成骶神经医源性损伤；术前影像学评估发现有进入骶管的碎骨块卡压神经，需行去骨块直接减压；必要时可从后方行骶前孔扩大减压术以解除神经周围及前方压迫。椎板充分减压后即可见骶神经丛，伴有骶骨骨折后脱位者还可经后方骨折断端插入骨剥行撬拨复位；神经根断裂可行神经吻合术。为保留膀胱功能一般至少要吻合一侧 S_2、S_3；双侧吻合 S_2、S_3 为佳，如双侧 S_2 均撕脱挫伤严重，必要时还可将健侧 S_1 神经前根转位与一侧 S_2、S_3 前根在硬膜外吻合。

二、临床病例

患者，女，31 岁。受伤原因：高处坠落。诊断：骶骨 U 形骨折。查体：会阴区、鞍区感觉消失；肛门括约肌松弛，无收缩。双侧股二头肌肌力 2 级；双侧腓肠肌肌力 2 级；双侧踝关节背伸肌力 0 级，双侧足部感觉减退（图 4-10）。

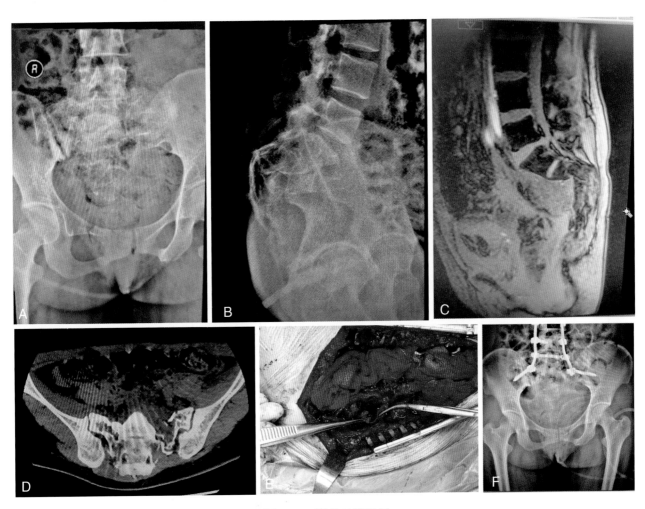

图 4-10　骶骨 U 形骨折

A. 术前正位片，可见左侧骶骨骨折，右侧耻骨上支骨折。B. 术前侧位片可见 S_2 骨折，屈曲畸形。C. 术前 MRN 可清晰显示 S_2 屈曲畸形，突入骶管。D. 术前 CT 平扫，可见左侧骶骨骨折，骨折移位较大。E. 术中可见，S_2 向后突出，椎管完全塌陷消失，左侧 S_1 神经挫伤、水肿，左侧 $S_{2\sim4}$ 神经根断裂，右侧 S_2 完全断裂，仅剩包膜连接，右侧 S_3 完全断裂。左侧 S_3 神经断端，行神经吻合术。F. 术后 X 线片，固定 $L_{4\sim5}$ 及双侧髂骨螺钉

第五节　后路腰骶（SAI 螺钉）撑开复位固定

传统腰椎 - 骨盆固定术骨盆侧的固定采用髂骨钉技术，髂骨钉经髂后上棘进入，但在手术过程中存在如下缺陷：①骨盆后环人体腰骶部表面肌肉组织覆盖少，暴露过程中需剥离甚至掀开竖脊肌，术中创伤大并影响血供，术后容易引起肌肉坏死、伤口愈合差；②由于髂后上棘较表浅，髂骨螺钉头突出是常见的并发症，可引起感染和局部疼痛、不适、皮肤破溃、溃疡甚至感染；③与腰椎固定的椎弓根螺钉和髂骨螺钉

在冠状面上不在同一直线，需要多平面塑形或增加横联装置，使手术时间增加和手术难度增高，纵向撑开过程中易导致骶骨的侧方分离移位，可能会导致骶骨的复位失败和骨不连的发生。SAI螺钉技术是一种改良的髂骨钉技术，与传统的髂骨螺钉比较有以下优点：①穿过骶骨翼和骶髂关节后穿行于髂骨内外板之间，钉道长且穿过3层皮质，具有更好的生物力学稳定性；②进针位点较深，从骶骨翼进针减少了螺钉尾部突出；③SAI螺钉与头端腰椎椎弓根螺钉呈线性排列，方便纵向棒的安装；④纵向撑开更直接，减少了髂骨螺钉撑开过程中复位丢失；⑤手术采用正中切口，显露范围广，更方便复位和神经充分减压，不需要掀开竖脊肌和剥离腰骶筋膜来显露髂后上棘，感染风险小；⑥无髂骨螺钉头突出引起的不适，适用于消瘦患者。SAI螺钉腰椎-骨盆固定具有更强的力学稳定性，允许患者早期活动。

一、手术方法

骨盆解剖结构复杂，内脏器官和神经血管多，经骶骨翼髂骨螺钉腰椎骨盆固定手术有风险，手术必须在透视、监测下安全置钉。在正位片上可观察骨盆的大致轮廓、骨盆复位情况、进针点与出针点的大致位置及其走行与坐骨大切迹的位置关系（图4-11）；髂骨斜位可观察导针的进针点和出针点，导针走行于坐骨大切迹上方，判断导针长度及导针与髂前下棘位置关系（图4-12）；在闭孔-入口斜位可观察导针经骶骨穿过骶髂关节，走行于髂骨内外板中间（图4-13）；在出口闭孔斜位可观察导针进针点在骶12孔之间，穿过泪滴指向外侧，显示螺钉走行于臼顶上方的坚实骨质（图4-14）。

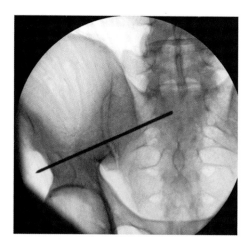

图4-11　术中透视正位

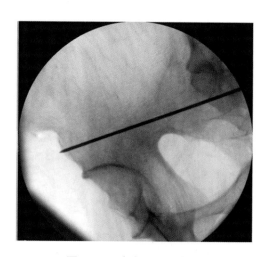

图4-12　术中透视髂骨斜位

腰椎弓根螺钉的选择需根据损伤情况决定，新鲜骨折为了较少固定节段，一般固定L_5椎体；骨质疏松患者单纯固定L_5，固定不够牢固，可L_4、L_5同时固定；陈旧性骨折需要较大的纵向撑开力量，建议同时固定L_4、L_5，避免椎弓根螺钉豁出。S_2-AI切迹低、无须扩大外侧组织显露范围、患者软组织损伤少，置钉方便；S_1-AI螺钉的置钉长度长，骶骨内走行距离长，置钉方向更偏外侧和尾侧，较S_2-AI的稳定性更强，更适合骨质疏松患者行短节段腰骶椎固定手术。骨盆Tile C1.3型的单侧损伤需结合后路钢板或骶髂螺钉实现三角固定，骨盆Tile C3.3的骶骨U形骨折需采用双侧的腰椎-骨盆固定。腰骶部关节为微动关节，长期固定会引起下腰部疼痛与不适，有内固定物断裂可能，建议术后6～8个月骨折愈合后早日取出。

二、临床病例

患者，女，23岁，高处坠落后致骶尾部疼痛、大小便功能障碍4天由外院转入。入院查体：骨盆环轮廓正常，骶尾部压痛；插有尿管，肛门括约肌松弛；右下肢运动感觉正常，左足底感觉麻木，足趾活动受限。骨盆X线（图4-15）及CTA（图4-16）示骶骨H形骨折，骶2横行骨折，近折端插入骶管内形成占位；骨盆MRN神经重建（图4-17）显示骶管内马尾神经的连续性存在，双侧腰骶丛神经连续性完好。入院诊断：骶骨H形骨折合并大小便功能障碍，左侧腰骶干神经不完全损伤。

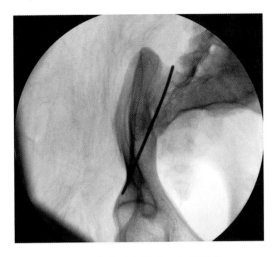

图 4-13　术中透视闭孔 - 入口斜位

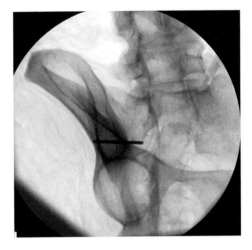

图 4-14　术中透视出口闭孔斜位

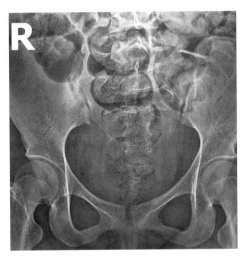

图 4-15　术前骨盆 X 线检查

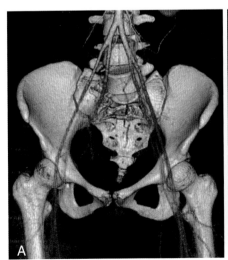
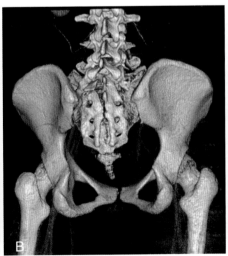
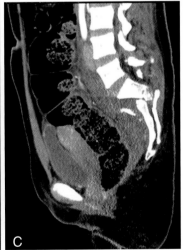

图 4-16　术前骨盆 CTA
A. 正面；B. 后面；C. 矢状位

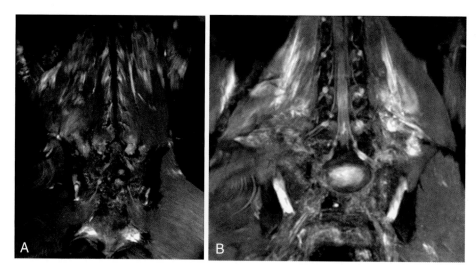

图 4-17　术前骨盆 MRN 检查
A. 骶管内马尾神经的连续性存在；B. 双侧腰骶丛神经连续性完好

（一）病情特点

患者为青年女性，骶骨 H 形骨折，骶骨在 S_2 水平横行骨折，近折端插入远折端骶管中，部分重叠移位，并形成骶管的完全占位；双侧骶骨翼骨折均上移，右侧明显。患者大小便失禁，考虑为骶管压迫马尾神经损伤所导致，后路腰骼撑开复位、骶管探查手术指征明确；患者同时有左侧足底感觉麻木，足趾活动受限，影像学表现左侧骶骨骨折线累及左侧骶孔，左侧骶骨翼也有上移，左侧跟骨粉碎性骨折。患者有较严重的精神疾病，表述不清，因此暂不明确左足神经功能障碍的原因。如果因骶骨骨折引起，可通过后路纵向撑开和横向撑开复位达到腰骶丛神经减压的效果。

（二）手术过程

按腰椎 - 骨盆固定 SAI 螺钉置入，行双侧 L_4、L_5 椎弓根螺钉进行后路腰骶撑开复位固定，术中透视见骶骨骨折基本撑开复位（图 4-18），行双侧腰椎 - 骨盆 S_2-SAI 螺钉固定。考虑双侧骶骨骨折均通过骶孔，为避免腰椎 - 骨盆固定后对骶孔造成压迫，取在 S_1 水平放置横杆并行侧方撑开，减少对骶孔的压迫（图 4-19）；行骶管扩大减压术，咬除 S_2 后侧椎板，见骶骨后凸畸形基本矫正，骶管骨马尾神连续性好，予以彻底松解（图 4-20），止血后关闭伤口。术后患者恢复正常，伤口愈合良好。复查骨盆 X 线（图 4-21）及 CT 扫描三维重建（图 4-22）示骶骨骨折复位可，内固定钉棒系统位置好。术后 2 个月复查时骶骨骨折愈合，开始扶拐行走，术后 3 个月患者大便功能恢复，术后 4 个月小便恢复正常。

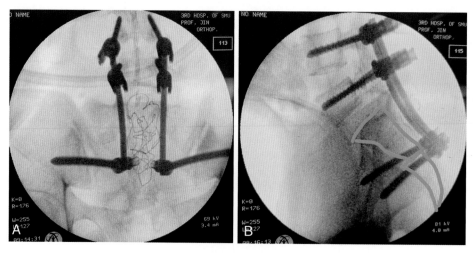

图 4-18　后路腰骶撑开复位固定
A. 出口位；B. 侧位

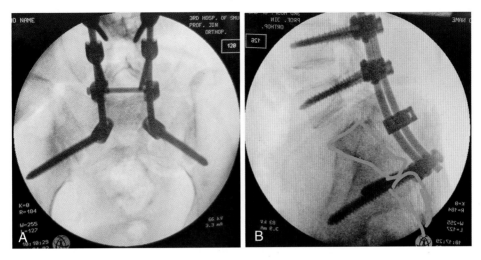

图 4-19　S₁水平放置横杆并行侧方撑开
A. 入口位；B. 侧位

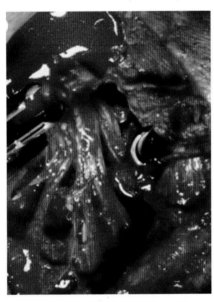

图 4-20　骶管扩大减压 + 松解

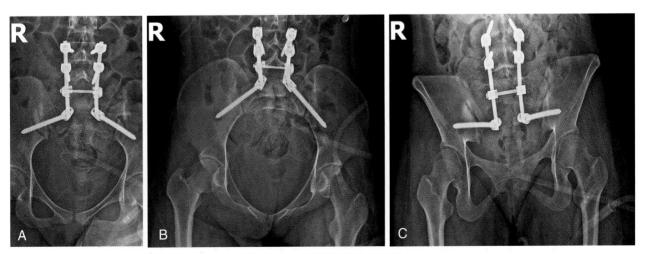

图 4-21　术后复查骨盆 X 线片
A. 正位；B. 入口位；C. 出口位

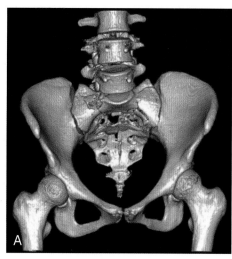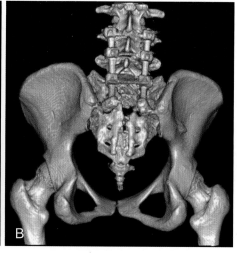

图 4-22　术后复查骨盆 CT 扫描三维重建

A. 正面；B. 后面

第六节　后路腰椎－骨盆固定手术并发症

骶骨骨折后路腰椎-骨盆固定手术中由于显露骶尾部，切断骶棘肌止点棘上韧带，将骶棘肌向上翻转；而骶尾部软组织覆盖少，术后感染、组织坏死等并发症远高于常规脊柱外科手术；如合并广泛软组织脱套伤（Morel-Lavallee，MLL）则感染率更高。常见后路腰椎-骨盆固定术的并发症有：伤口感染、髂骨钉顶破皮肤、椎管感染、内固定松动及置钉相关并发症。

一、切口感染、内固定松动

文献报道，后路腰椎-骨盆固定术后感染率高达 20%，这与骶尾部较少的软组织保护有关。当骨盆骨折合并有背部、骶尾部 MLL 损伤时，如软组织挫伤较重则发生感染概率更大。

典型病例：患者，女，37 岁，车祸致伤盆部后疼痛，活动受限入当地医院，诊断为骨盆骨折，行骨盆外固定支架治疗，因双下肢不等长转我院。入院完善骨盆 X 线（图 4-23）、CT 扫描三维重建（图 4-24）等术前检查，诊断为骨盆骨折（Tile C 1.3 型），左侧骶骨翼骨折线经过骶孔区域，并向上移位。左侧骶骨粉碎并分离移位。拟行骨盆骨折后路腰骶三角固定术，术中发现骶尾部有皮肤浅性剥脱伤，无明显组织变性坏死，考虑为骶尾部 MLL 损伤。行左侧 S_1-SAI 螺钉腰骶固定术＋骶髂螺钉形成三角固定后环，前环辅助 INFIX 固定。手术顺利。术后第 3 天背部伤口渗出较多，出现皮肤发黑坏死（图 4-25），且范围渐渐扩大，拆开伤口加强换药无好转，伤口内较多黏稠状分泌物，培养为粪球菌感染，内置物外露，行清创、KCI 负压吸引等治疗；术后 1 周第二次清创时发现 SAI 螺钉松动，复查骨盆 X 线显示 SAI 螺钉位置不佳

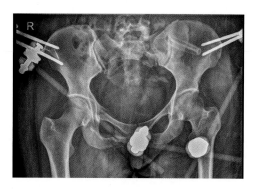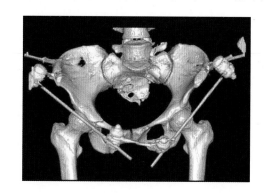

图 4-23　术前骨盆 X 线检查　　　　　图 4-24　术前骨盆 CT 扫描三维重建

（图 4-26），再次清创时调整 SAI 螺钉位置重新固定，并用抗生素骨水泥封闭创面，加强创面处理；伤口于 2 周后愈合拆线（图 4-27），2 个月后取出抗生素骨水泥，开始行走，术后 3 个月行走基本正常，取出前方 INFIX 架（图 4-28）。

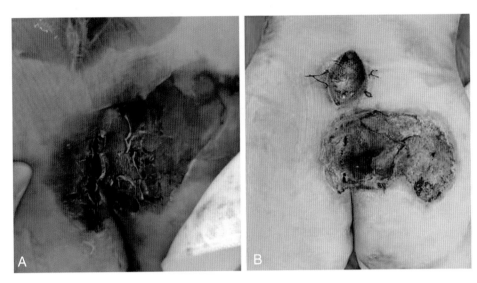

图 4-25　背部皮肤发黑坏死

A. 局部；B. 全面观

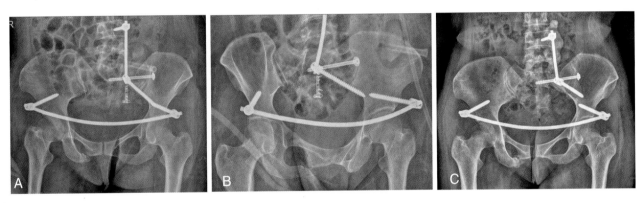

图 4-26　复查骨盆 X 线片

A、B. 骨盆 X 线髂骨双斜位；C. 骨盆 X 线正位

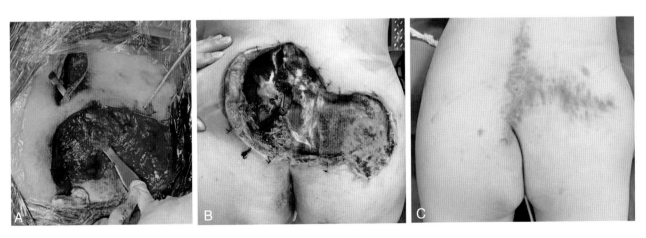

图 4-27　清创后皮肤愈合

A、B. 清创时调整 SAI 螺钉位置重新固定；C. 伤口于 2 周后愈合

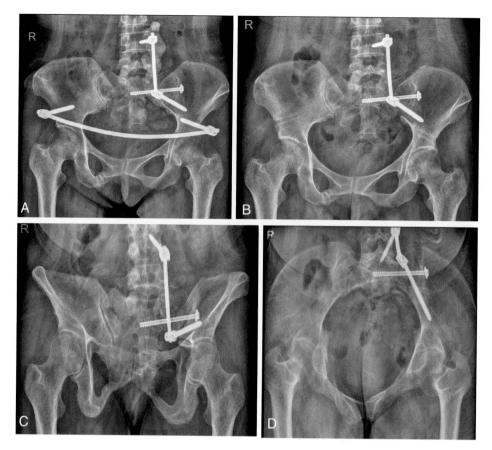

图 4-28　术后 3 个月 X 线检查

A. 骨盆 X 线正位；B ～ D. INFIX 架取出后骨盆 X 线

二、皮肤破溃

标准后路的腰椎 - 骨盆固定的连接装置为 L_4、L_5 椎弓根螺钉与髂骨螺钉借脊柱棒和转接头相连接（图 4-29），髂骨钉的进钉点为髂后上棘内侧，由于髂后上棘位于皮下，置入髂骨钉后其钉尾很容易顶压皮肤，造成皮肤破溃甚至感染。临床上有经验的医师会在髂后上棘的入钉点咬去部分骨质，将螺钉尽量拧深，但对于消瘦的患者时间久后很难避免发生皮肤激惹（图 4-30）。

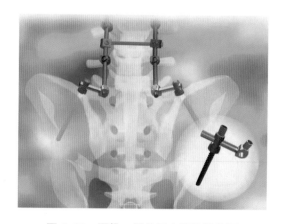

图 4-29　腰椎 - 骨盆固定的连接装置

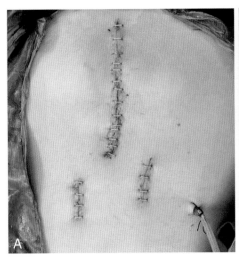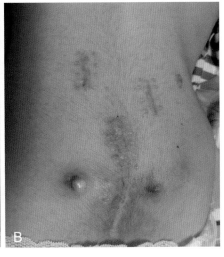

图 4-30　消瘦患者术后皮肤激惹
A. 髂后上棘的入钉点咬去部分骨质，螺钉拧深观；B. 皮肤激惹

三、椎管感染

骶骨 H 形骨折、骶管占位导致的大小便功能障碍，行后路腰椎 - 骨盆固定手术时常要进行骶管扩大减压术，部分患者可能要行骶孔扩大减压术、骶神经吻合术，由于骨折复杂、手术创伤大、术中出血多、手术时间长等因素，较容易出现术后伤口感染，早期处理不当，感染很容易扩散至骶管，造成椎管内感染，甚至上行至颅内引发颅内感染，危及生命。

临床病例：患者，男，16 岁，高处坠落后腹盆部及全身多处致伤，急诊入当地医院进行抢救，病情稳定后转上级医院治疗。患者伤后大小便失禁、双下肢不等长、左下肢短缩 3cm，左足运动、感觉障碍。入院完善骨盆 CT 扫描三维重建（图 4-31）示骨盆多发粉碎骨折。入院诊断：骨盆多发骨折合并腰骶丛神经损伤。病情稳定后行前后联合入路骨盆、髋臼骨折切开复位钢板内固定术（图 4-32）。手术时间 4 小时，术中出血 1500ml。术后在 ICU 观察治疗，复查骨盆 X 线示骨盆髋臼骨折基本复位（图 4-33）。患者术后第 4 天开始出现高热，伤口渗出较多，予以每天伤口换药处理；患者高热持续，伤口出现脓性渗出，并渐渐出现意识改变及肢体抽搐。相关科室会诊后考虑颅内感染，经对症处理病情无好转，并出现昏迷，于手术后 14 天患者家属放弃治疗，出院后 3 天患者死亡。对于严重复杂的骶骨骨折后路腰椎 - 骨盆固定的患者，如果曾行骶管扩大减压术，且手术时间长、术中出血多，或腰背部皮肤条件不好，一定要注意预防术后伤口的感染。术后取侧卧或俯卧，避免长时间压迫手术切口；如术后出现高热、伤口渗出异常增多时要尽早打开伤口，保证充分引流，必要时进行彻底清创，放置负压吸引，避免感染扩散到骶管内，更不能扩散至颅内，导致严重后果。

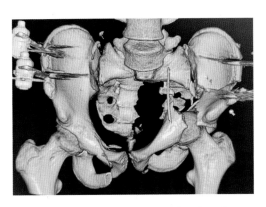

图 4-31　术前骨盆 CT 扫描三维重建

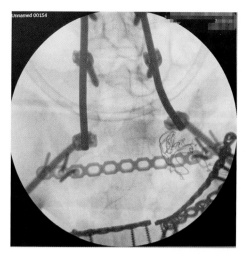

图 4-32　骨盆、髋臼骨折切开复位钢板内固定

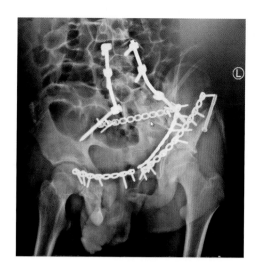

图 4-33　复查骨盆 X 线片

四、内置物断裂

腰骶部关节为微动关节，腰椎 - 脊柱固定限制了腰骶部关节活动，长期固定导致部分患者下腰部疼痛与不适并有内固定物断裂的可能，建议术后 6～8 个月骨折愈合后早日取出内固定物。

临床病例：患者，女，18 岁，高处坠落致全身多处伤，急诊入当地医院进行抢救。患者伤后诊断 L_2 椎体压缩骨折、骨盆骨折，行腰椎内固定 + 腰椎 - 骨盆固定手术（图 4-34），由于固定节段较多，骨折未复位，骶骨愈合不良，术后 6 个月出现内固定断裂（图 4-35），术后 1 年断裂移位更明显（图 4-36）。

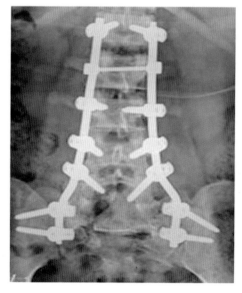

图 4-34　术后腰椎 X 线片

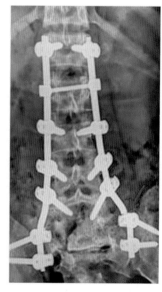

图 4-35　术后 6 个月内固定断裂

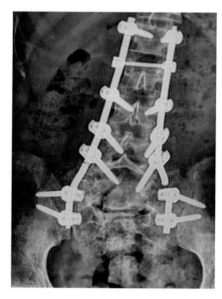

图 4-36　术后 1 年内固定断裂移位明显

腰骶干神经由 L_4 部分神经根前支与 L_5 前支构成，走行于腰大肌内侧向下，紧贴骶骨耳状面转向后，与 S_1、S_2 神经根形成骶丛，绕坐骨大孔后壁向后穿梨状肌形成坐骨神经（图 5-1）；腰骶干神经在骶骨耳状面紧贴骨面，距骶髂关节约 1cm 处的骶骨 Denis Ⅱ 区（图 5-2），移位的骨折可伤及腰骶干神经。

新鲜骨盆骨折合并腰骶干神经损伤前路减压的手术方式有：①闭合复位间接神经减压术；②开放复位神经探查减压术；③开放复位压迫骨块去除减压术；④开放复位压迫骨块复位固定减压术；⑤骨折断端卡压神经根松解术；⑥漂浮骶骨翼合并神经损伤复位减压术。

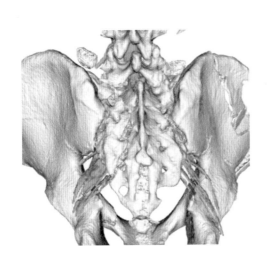

图 5-1　坐骨神经

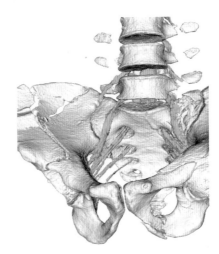

图 5-2　腰骶干神经

第一节　闭合复位间接神经减压术

新鲜骨盆骨折合并不完全性腰骶丛神经损伤，如果影像学支持是由骨折移位导致的神经牵拉伤（多见于 Tile C 1.3 型或 C2、C3 型骨折），可考虑骨盆骨折闭合复位微创固定，骨折复位后受牵拉的神经间接得到松解，达到减压效果。

一、手术方法

全身麻醉、平卧位，术中用胸带将患者上半身固定于手术床上，大重量牵引患侧下肢，完成骨折的闭合复位。闭合复位有困难可辅助 Starr 架。根据骨折性质，选择合适的微创固定方式，如骶髂螺钉、LC2 螺钉、耻骨支螺钉、INFIX 架固定等。有条件的医院可通过机器人辅助置入通道螺钉，提高螺钉置入的精准度，有效减少手术风险。

二、临床病例

患者，女，32岁，高处坠落致右侧盆部伤后疼痛、右下肢麻木活动受限3天由外院转入。患者从6楼跌落，经过3楼时被障碍物阻挡后下坠到1楼，伤后急送当地医院抢救，行右下肢骨牵引等对症处理，病情稳定后转入我院。入院查体示：生命体征稳定，全身状况可。专科查体：已行右股骨髁上牵引，右侧半骨盆轻度上移，骨盆挤压、分离试验（+），右侧骶髂关节处疼痛明显；右小腿外侧及足背麻木，踝背伸肌力2级，趾背伸肌力1级，跖屈有力；左下肢感觉运动正常，小便能自解，肛门括约肌收缩有力。去除右下肢骨牵引力量后右下肢麻木明显加重。骨盆CT检查及三维重建显示双侧耻骨上下支骨折、右骶骨Denis Ⅰ区骨折（图5-3），骨折线波及骶孔边缘；右侧骶骨翼骨折块向上移位牵拉压迫腰骶干神经；骨盆CTA（图5-4）显示髂血管走行正常；腰骶丛神经MRN检查（图5-5）示右侧腰骶干神经连续性存在，骶前有明显水肿。入院诊断：骨盆骨折（Tile C 1.3型）合并右侧腰骶丛神经损伤。

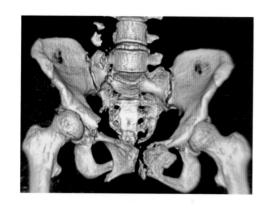 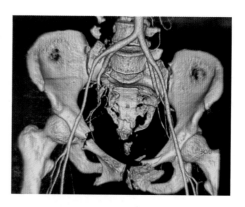

图5-3 术前骨盆CT检查　　　　　　　　图5-4 术前骨盆CTA检查

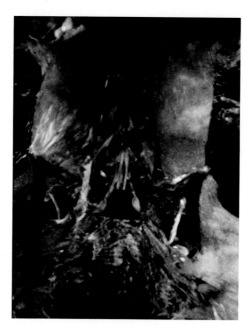

图5-5 术前腰骶丛神经MRN检查

（一）病情分析

患者为青壮年女性，骨盆骨折（Tile C1.3 型）合并右侧腰骶丛神经损伤，影像学表现骨盆前后环的稳定性均被破坏，右侧骶骨翼有骨折块向上方移位，有腰骶干神经牵拉损伤的可能，查体时松动右下肢牵引后明显感觉麻木。结合临床症状、查体及影像学表现，患者骨折复位固定的手术指征明确，且为新鲜骨折满足微创置入通道螺钉条件，可选择闭合复位微创固定。患者下肢神经损伤表现为腓总神经的不完全性损伤，结合伤后 CT 和 MRN 表现，可选择闭合复位、微创固定骨盆环，如果术后出现下肢神经功能损伤加重，可考虑二次行前路神经探查松解术。综上所述，决定选择闭合复位、微创固定，骨折复位后间接达到腰骶干神经减压目的。术前 CT 显示 S_1 有贯穿骶髂螺钉通道，牵引复位后环用 S_1 贯穿骶髂螺钉固定；患者产后 3 个月，体形较胖，前环可选择 INFIX 固定。

（二）手术过程

全身麻醉后平卧位，常规腹部及右下肢消毒包裹供术中牵引用。透视下自左侧置入 S_1 贯穿骶髂螺钉导针，透视入口位、出口位（图 5-6）见导针位置理想后，将导针进入至右侧骶骨骨折线处。通过牵引右下肢，左下肢对抗牵引来复位右侧骶骨骨折，牵引状态下透视见右侧骶骨骨折复位满意后将导针贯穿至对侧（图 5-7），经左侧打入 S_1 贯穿骶髂螺钉（图 5-8）。前环 INFIX 架固定（图 5-9）。手术顺利，手术时长 40min，术中出血 50ml。

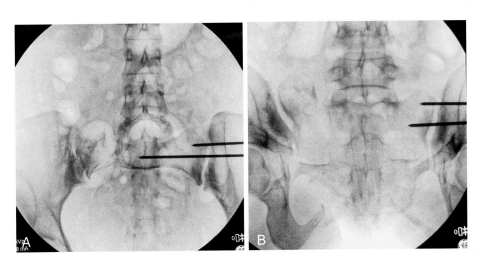

图 5-6　置入 S_1 贯穿骶髂螺钉导针

A. 入口位；B. 出口位

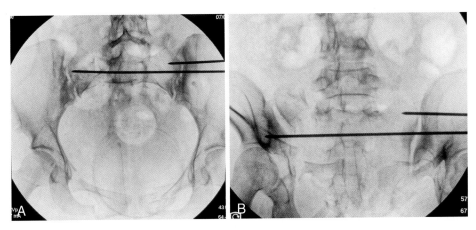

图 5-7　导针自左侧贯穿至对侧

A. 入口位；B. 出口位

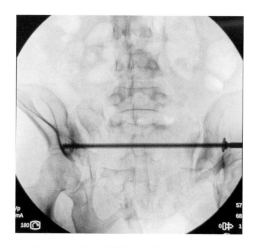

图 5-8　经左侧置入 S₁ 贯穿骶髂螺钉

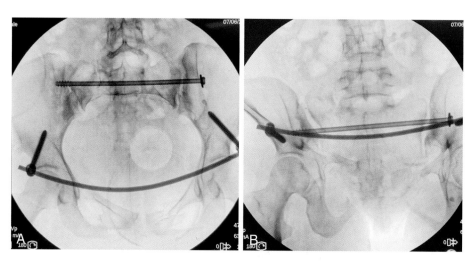

图 5-9　前环 INFIX 架固定
A. 入口位；B. 出口位

（三）术后复查

患者术后恢复良好，清醒后感觉右下肢麻木明显减轻，足趾活动力量较术前好转。复查骨盆 X 线（图 5-10）及 CT 扫描三维重建（图 5-11）示骨折复位固定良好，内固定位置理想。术后 2 周右下肢感觉恢复正常。术后 3 周右侧踝背伸肌力达 4 级，趾伸肌力 2 级，随访中。

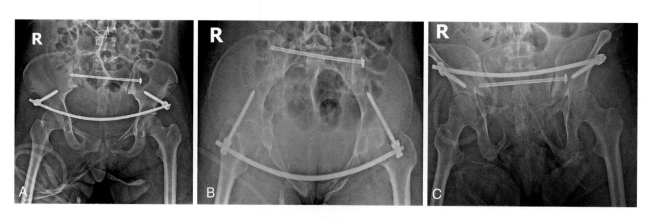

图 5-10　复查骨盆 X 线片
A. 骨盆正位；B. 入口位；C. 出口位

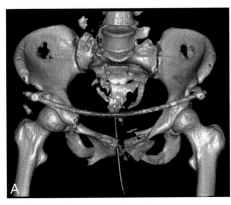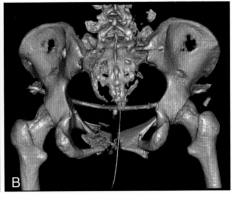

图 5-11　复查骨盆 CT 扫描三维重建

A. 正面；B. 后面

第二节　开放复位神经探查减压术

新鲜骨盆骨折合并完全性腰骶丛神经损伤，如果影像学支持是由骨折移位导致的神经牵拉伤（多见于 Tile C 1.3 型或 C2、C3 型骨折），可考虑骨盆骨折闭合复位微创固定，骨折复位后受牵拉的神经间接得到松解，达到神经减压效果。术后若神经功能恢复不佳，建议在满足闭合复位微创固定的同时，从前方开放手术、直视下进行神经探查松解。

对于闭合复位困难的新鲜骨盆骨折，如骨折端有交锁 Tile C 型骨折、骶髂关节前脱位合并腰骶丛神经损伤，需切开复位内固定，可在前路骨折切开复位内固定的同时进行腰骶丛神经的探查、松解。

一、手术方法

全身麻醉下平卧位，选择患侧腹直肌外侧入路，通过中间窗和骶前窗显露骶髂关节周围及骶前正中，术中借助下肢牵引、骨折周围软组织松解，进行骨折复位，后环选择骶髂螺钉或骶髂前钢板固定，前环选择合适的内固定。骨盆后环骨折复位固定的同时对损伤的腰骶干神经或 S_1 神经根进行探查、松解，达到神经减压效果。

二、临床病例

患者为中年男性，车祸致右盆部疼痛、活动受限 1 周转我院。入院查体：右侧盆部皮下发绀、瘀斑、压痛，骨盆挤压分离试验（+）；右下肢外旋畸形，较下肢短缩约 2cm，右足背感觉麻木，足趾背伸不能，跖屈肌力 3 级；骨盆 CT 扫描三维重建（图 5-12）：右侧髂骨翼粉碎性骨折，向前波及髂前下棘，向后波及骶髂关节中部，前半部分骶髂关节完全向骶骨翼前方脱位，后方部分髂后上棘与骶骨相连，骶髂后韧带完整；双侧耻骨上下支骨折，整个髂骨翼向外旋转。于伤后 2 周病情稳定后手术。入院诊断：骨盆骨折（Tile C 1.2 型、骶髂关节前脱位）合并腰骶干神经损伤。

（一）病情分析

患者为中年男性，影像学表现为髂骨粉碎性骨折，髂骨翼自髂前下棘至髂后上棘完全断裂分离，骶髂关节前半部分骨折完全脱位至骶骨翼前方；双侧耻骨上、下支骨折，整个髂骨旋转不稳；右下肢腰骶干神经完全损伤。根据骨盆骨折 Young-Burgess 分型属于 APC III 型骨折；Tile 分型为 C1.2 型。结合临床症状、查体及影像学表现，手术指征明确。骶髂关节完全性前脱位临床较罕见，2009 年由张英泽院士首次报道后才有少量文献报道。骶髂关节前脱位因为髂骨脱位到骶骨前方，后方入路较难直接复位，需通过辅助间接才能复位，陈旧性骨折间接复位更难；由于骶髂关节前方有较多血管、神经，后方复位不能直视下处理，损伤风险极高。前方入路可直接显露骶髂关节，复位相对直接，可在保护血管、神经的前提下操作，风险相对较低。陈旧性骶髂关节前脱位复位相当困难，往往需要截骨处理才能复位。LRA 对骶髂关节周围的显露有较大优势，故选择 LRA 进行骨折复位固定。

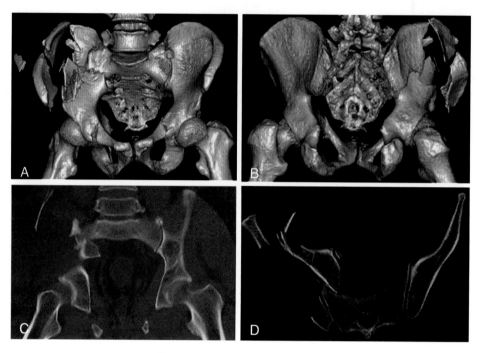

图 5-12　术前 CT 扫描三维重建

（二）手术过程

全身麻醉下平卧位，将膀胱造瘘管封闭保护好，患侧下肢消毒至膝以远，包扎后供术中牵引下肢用；术者在健侧操作。取左侧 LRA 显露，沿骶髂关节髂骨耳状面向内侧显露骶骨耳状面，找到髂外、髂内血管并加以保护，仔细分离软组织后见腰骶干神经明显受压变细，松解后连同髂内血管一起牵拉向内侧，再沿骶骨骨膜下向外剥离至骶髂关节，用骨膜剥离子伸入关节间隙，通过撬拨、结合下肢牵引，直视下复位骶髂关节前脱位后通过骨膜剥离子在关节间隙反复撬动松解，解剖复位后分别于真骨盆缘前方放置一重建钢板固定骶髂关节前方，偏外侧放置一重建板固定至髂后上棘；通过外侧窗复位髂骨翼，重建钢板固定；髂前下棘骨块用空心螺钉固定；前环用重建钢板 INFIX 固定。术中透视见骨折复位满意，内固定位置好。活动右下肢见骨折块稳定，冲洗伤口后彻底止血，检查无活动出血后放置引流管，缝合伤口。

（三）术后复查

术后患者病情稳定，伤口愈合好，无发热及其他不适，第 2 天拔除腹部引流管，开始进流质饮食；复查骨盆 X 线（图 5-13）及 CT（图 5-14）均示骶髂关节前脱位及髂骨骨折均复位，钢板、螺钉位置良好，无临床并发症。

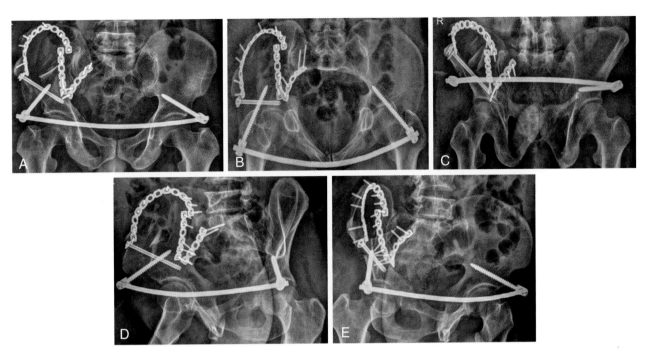

图 5-13　**复查骨盆 X 线片**
A.骨盆正位；B.入口位；C.出口位；D.右髂骨斜位；E.右闭孔斜位

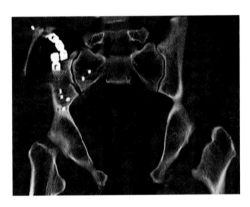

图 5-14　**术后复查 CT**

第三节　开放复位压迫骨块去除减压术

新鲜骨盆骨折合并完全性腰骶丛神经损伤，如果影像学支持神经走行过程中有突出移位的骨折块压迫，或 S_1 神经孔由移位骨折块压迫导致的神经卡压损伤，可在骨盆骨折闭合复位微创固定的同时从前方开放手术、直视下进行神经探查松解，或直接选择前方骨折开放复位固定、神经探查减压术。

一、手术方法

骨折复位固定方法同开放复位神经探查减压术。在骨折复位固定的同时，找到压迫腰骶干神经或 S_1 神经孔的骨折块，在保护神经根的同时，取出压迫骨块，进行有效的神经减压、松解。

二、临床病例

患者，男，46 岁，车祸致右侧盆部伤后疼痛、右下肢活动障碍 3 小时入院。入院查体示：生命体征稳定，全身状况可。查体：骨盆无明显畸形，骨盆挤压、分离试验（＋），右侧骶髂处疼痛明显；右髋关节屈伸可，伸膝有力，右小腿外侧及足背、足底麻木，踝背伸肌力1级，趾背伸肌力0级，跖屈不能；左下肢感觉运动正常，小便能自解，肛门括约肌收缩有力。骨盆CT扫描三维重建示双侧耻骨上下支骨折、右骶骨Denis II区骨折（图5-15），横断位及冠状位显示右侧骶骨翼骨折块向前、上突出可能压迫腰骶干神经，S_1神经前孔明显受压变小；矢状位显示S_3椎体横断，移位不明显。入院诊断：骨盆骨折（Tile C 1.3型）合并右侧腰骶丛神经损伤。

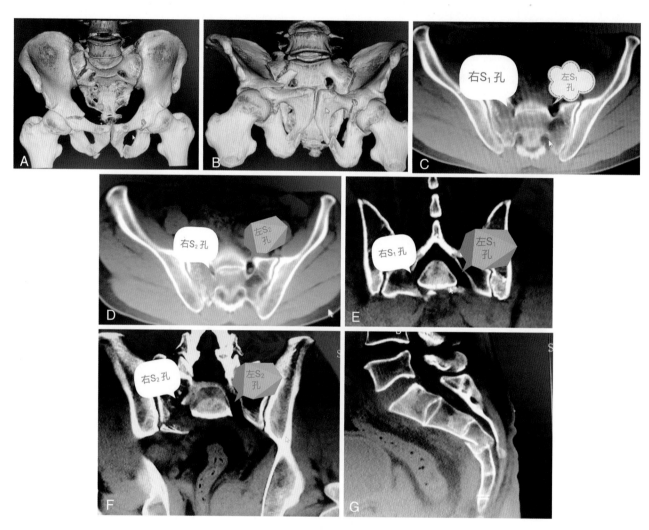

图 5-15 术前骨盆 CT 扫描三维重建
A. 正面；B. 出口位；C、D. 横断位；E、F. 冠状位；G. 矢状位

（一）病情分析

患者为青壮年男性，骨盆骨折（Tile C 1.3型）合并右侧腰骶丛神经损伤，影像学表现骨盆骨折移位不大，前后环稳定性均被破坏，右侧骶骨翼有骨折块向前、上方突出，压迫腰骶干神经；骶孔内有明显骨折块突入，骶孔明显受压变小。结合临床症状、查体及影像学表现，患者骨折复位固定的手术指征明确，骨折移位不大且为新鲜骨折，如果满足微创置入通道螺钉条件可选择闭合复位微创固定，不能满足术中透视条件则选择开放复位固定。患者胫神经完全损伤，腓总神经不完全损伤，结合伤后CT表现，骶管有明确压迫，可选择前路开放神经减压、松解手术。综上所述，决定选择前方LRA骨折开放复位骶骨翼骨折块达到腰骶干神经减压目的，骶前钢板固定；取出骨折块，达到S_1神经根减压、松解。

（二）手术过程

全身麻醉下取平卧位，常规腹部及右下肢消毒包裹供术中牵引用。取右侧 LRA，通过中间窗显露右侧骶髂关节周围，见腰骶干神经被突出的骶骨翼骨块紧紧顶向前方，神经明显受压变细；在保护腰骶干神经的同时，牵引下肢，将骶骨翼突出的骨块向下压进行复位，骨折块复位后见腰骶干神经明显松解（图 5-16）。通过骶前窗显露 S_1 椎体前方，找到 S_1 神经孔，可见神经孔外侧有一大块骨折块突入骶孔，S_1 神经根明显受压；沿骨折块周围骨膜下轻轻剥离，并在保护 S_1 神经根的前提下，轻轻取出骨折块，冲洗骶孔并取出碎骨片（图 5-17），见 S_1 神经根明显松解（图 5-18）。通过 LRA 的内侧窗显露耻骨支，前后联动复位后后环行跨骶髂关节骶前钢板固定，前环行耻骨支重建钢板固定（图 5-19）。彻底止血后放置引流管，关闭术口，手术时长 100 分钟，术中出血 550ml。

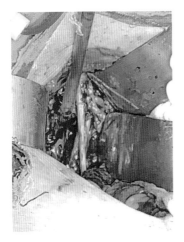

图 5-16　骨折块复位后腰骶干神经明显松解

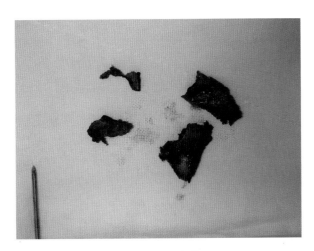

图 5-17　取出的碎骨片

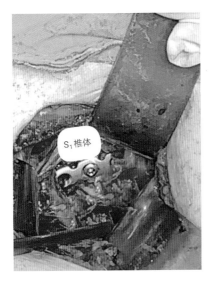

图 5-18　S_1 神经根松解

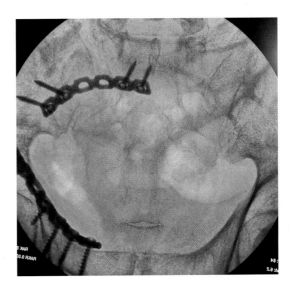

图 5-19　术中内固定

（三）术后随访

患者术后恢复良好，伤口愈合拆线。复查骨盆 X 线示骨折复位固定良好（图 5-20），内固定位置理想。术后次日即感右下肢明显轻松，术后 1 周右足感觉慢慢恢复，术后 3 周感觉恢复正常。术后 2 周足背伸肌力开始增大，术后 3 周跖屈肌力开始恢复；术后 3 个月复查时骨盆骨折已经愈合，右下肢神经功能完全恢复，开始负重行走，术后 6 个月右下肢功能完全恢复。

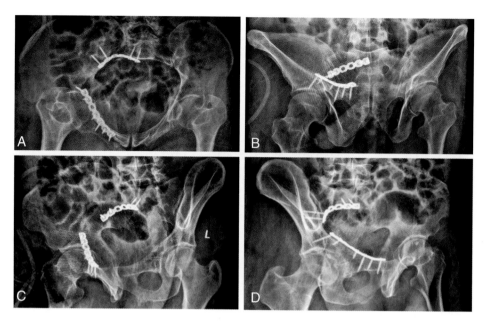

图 5-20　复查骨盆 X 线片
A. 入口位；B. 出口位；C. 髂骨斜位；D. 闭孔斜位

第四节　开放复位压迫骨块固定减压术

新鲜骨盆骨折合并完全性腰骶丛神经损伤，如果影像学发现骶骨翼突出的骨折块较大，导致神经压迫，如果按开放复位压迫骨块去除减压取出骨折块，可能造成骨质缺损（图 5-21），影响骨盆后环的稳定性，进而影响骨折愈合。手术方法可在神经探查减压的同时对骨折块进行原位复位固定，达到骨折复位固定和神经松解的效果。

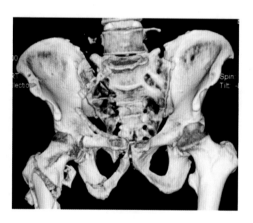

图 5-21　骨质缺损

临床病例：患者，男，58 岁，高处坠落致右侧腰背部及盆部伤后疼痛、右下肢活动障碍 1 小时急诊入院。入院查体：生命体征稳定，全身状况可。脊柱生理曲度正常，L_1 椎体棘突压痛；右侧骨盆环上移，骨盆挤压、分离试验（+），右侧骶髂处疼痛明显；右髋关节屈伸可，伸膝有力，右小腿外侧及足背麻木，踝背伸肌力 0 级，趾背伸肌力 0 级，跖屈可；左下肢感觉运动正常，小便能自解，肛门括约肌收缩有力。腰椎 X 线示 L_1 椎体前缘轻度压缩骨折，未波及椎管。骨盆 X 线（图 5-22）及 CT 扫描三维重建（图 5-23）显示右侧耻骨上下支骨折、右骶骨 Denis Ⅱ区粉碎骨折，骨折分离移位及向上移位明显，右侧骶骨翼骨折块向前、上突出可能压迫腰骶干神经，左侧髂骨骨折，移位不明显。入院诊断：①骨盆骨折（Tile C 1.3 型）合并右侧腰骶干神经损伤；②右髂骨骨折；③L$_1$椎体压缩性骨折。

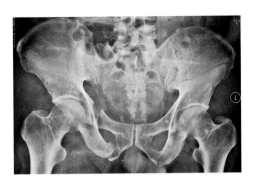

图 5-22　术前骨盆 X 线片

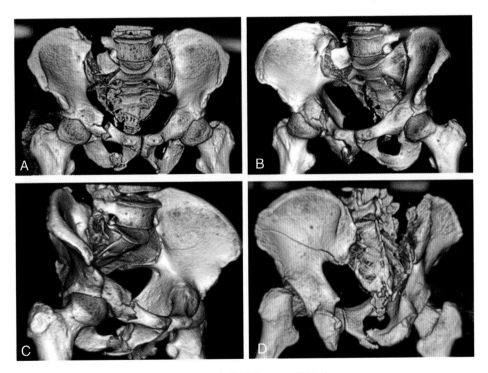

图 5-23　术前骨盆 CT 三维重建
A. 正面；B. 髂骨斜位；C. 闭孔斜位；D. 后面

（一）病情分析

患者为中年男性，骨盆骨折（Tile C 1.3 型）合并右侧腰骶丛神经损伤，影像学表现骨盆骨折分离并向上移位，骨盆前后环的稳定性均被破坏，右侧髂骨骨折无移位；L$_1$椎体前柱轻度压缩。结合临床症状、查体及影像学表现，患者骨盆骨折的手术指征明确，因骨折移位程度大，骶骨翼上方大骨块明显向前上方突出，如果选择闭合复位微创固定骨块复位可能性较小，腰骶干神经完全损伤术后恢复可能效果差。综上所述，决定选择前方 LRA 骨折开放复位骶骨翼骨折块后螺钉固定；后环行直视下骶髂螺钉固定，并进行腰骶干神经的有效减压。

（二）手术过程

全身麻醉后取平卧位，常规腹部及右下肢消毒包裹供术中牵引用。取右侧 LRA，通过中间窗显露右侧骶髂关节周围，见腰骶干神经被突出的骶骨翼骨块紧紧顶向前方，神经明显受压变细，骶骨翼骨折块延伸至骶骨体；通过骶前窗显露 S$_1$ 椎体前方，通过 S$_1$ 椎体前方骨膜下分离（图 5-24），将骶骨翼骨块与 S$_1$ 椎体进行复位，用直径 3.5mm 的螺钉固定，再通过 LRA 的内侧窗显露耻骨支，前后联动复位后后环直视下用 2 枚 S$_1$ 骶髂螺钉固定，前环行耻骨支重建钢板固定（图 5-25）；最后行右侧髂骨骨折 LC2 螺钉固定（图 5-26）。彻底止血后放置引流管，关闭术口，手术时长 110 分钟，术中出血 600ml。

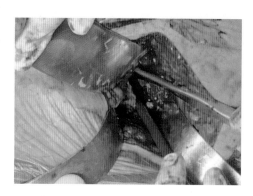

图 5-24　骶前窗显露 S$_1$ 椎体前方

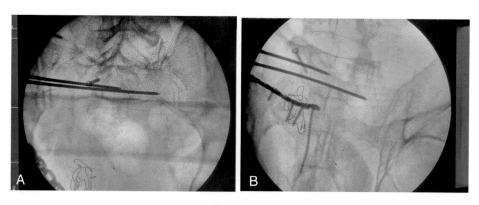

图 5-25　后环 S$_1$ 骶髂螺钉 + 前环耻骨支重建钢板固定
A. 入口位；B. 出口位

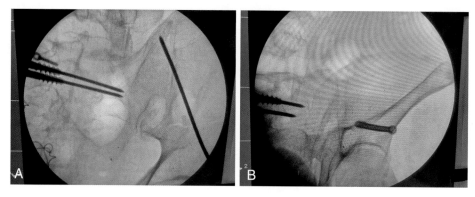

图 5-26　右侧髂骨骨折 LC2 螺钉固定
A. 入口位；B. 出口位

（三）术后随访

患者术后恢复良好，伤口愈合拆线。复查骨盆 X 线（图 5-27）及 CT 示骨折复位固定良好（图 5-28），内固定位置理想。麻醉清醒后患者即感右下肢明显轻松，术后 1 周右足感觉基本恢复，足背伸肌力开始恢复，术后 1 个月肌力基本恢复正常，开始扶拐部分负重行走；术后 3 个月复查时骨盆骨折愈合（图 5-29），右下肢神经功能完全恢复，行走正常。术后 2 年复查患者未诉不适。

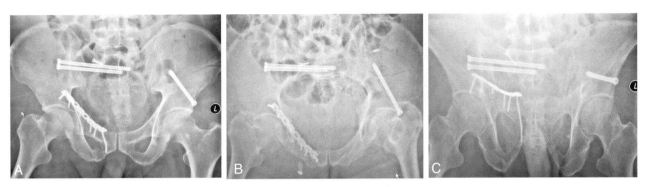

图 5-27　复查骨盆 X 线片

A. 正位；B. 入口位；C. 出口位

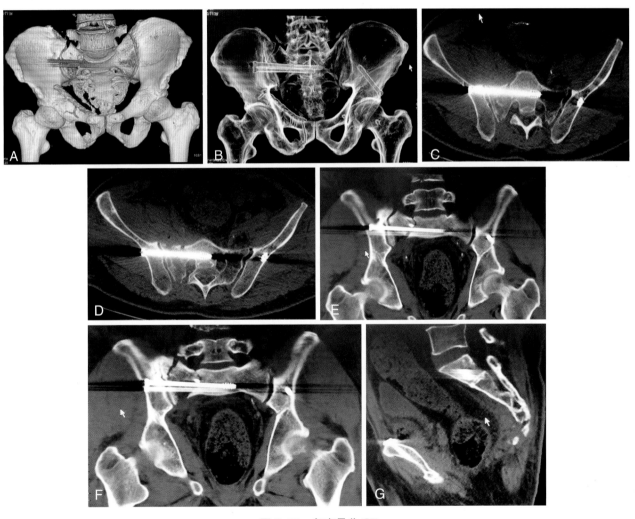

图 5-28　复查骨盆 CT

A. 正面；B. 透视图；C、D. 横断位；E、F. 冠状位；G. 矢状位

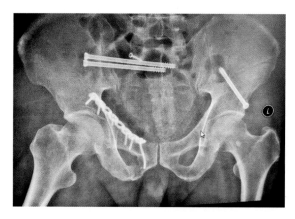

图 5-29　术后 3 个月骨盆 X 线片

第五节　骨折断端卡压神经根减压术

移位不明显的新鲜骨盆骨折合并完全性腰骶丛神经损伤，如影像学表现没有神经走行途径中骨块的压迫，应分析神经损伤的原因。MRN 影像学检查判断有无腰骶丛的神经卡压。如果有神经走行中断，则需及时手术探查松解；如果神经走行完整，可观察神经功能恢复情况，不要急于行骨盆后环骨折的微创固定；如果 1 周无明显改善建议早期探查，非手术治疗的时间不要超过 3 周，否则骨折变成亚陈旧性或陈旧性骨折后神经探查将很难进行，神经压迫时间越长则神经功能恢复越差。如果观察 3 周内神经功能有明显改善，可考虑行骨盆后环的微创固定。

临床病例：患者，女，16 岁，以"车祸伤致盆骶部疼痛、右下肢功能障碍 7 天"入院。患者于 1 周前因车祸致胸部、右侧盆部伤，右侧腹股沟区出血、右侧臀部疼痛，伴右下肢感觉、运动障碍，入当地医院治疗。诊断为：骨盆开放性骨折（Tile C1.3 型）；予以对症治疗，因右下肢神经症状无缓解，于伤后 7 天转院。入院查体：右侧腹股沟区有一约 15cm 长伤口，伴部分皮肤缺损，与深层耻骨支相通；双侧骨盆环基本对称，骨盆挤压、分离试验（+），双下肢等长。右足背伸肌力 0 级、痛觉过敏，跖屈可；大小便功能正常。骨盆 X 线（图 5-30）及 CT 扫描三维重建（图 5-31）示：右侧骶骨翼骨折，骶骨耳状面中间可见明显骨折线，分离移位不明显；右耻骨支骨折波及髋臼下缘，耻骨联合轻度分离。诊断：①骨盆开放性骨折（Tile C1.3 型）合并右腰骶丛神经损伤；②耻骨联合分离。

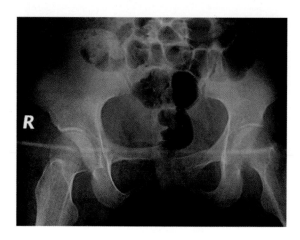

图 5-30　术前骨盆 X 线片

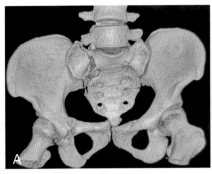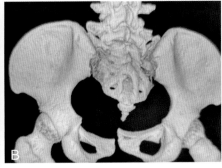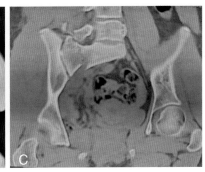

图 5-31　术前骨盆 CT 扫描三维重建

A. 正面；B. 后面；C. 冠状位

（一）病情分析

患者为青少年女性，骨盆骨折（Tile C 1.3 型）合并右侧腰骶干神经完全损伤，影像学表现骨盆骨折后环骶骨 Denis Ⅱ 区骨折分离移位不明显，骨盆前环开放性损伤。患者伤后 1 周右下肢神经损伤症状无改善，骶骨骨折无向上方移位（向上移位后不能自行复位），神经牵拉损伤可能性小；考虑骶骨翼骨折分离移位较大，腰骶干神经可能卡入骨折端；分离移位的骨折由于肌肉等软组织作用立即复位，从而造成腰骶干神经的卡压。选择骨折开放复位、神经探查松解、骶髂螺钉固定后环，前环视情况处理。

（二）手术过程

全身麻醉下取平卧位，取右侧 LRA 上半部分皮肤切口，切开皮肤约 6cm，通过中间窗显露骶髂关节（图 5-32），沿骶骨耳状面骨膜下分离，显露骨折端见腰骶干神经紧紧卡压在骨折断端中（图 5-33），松解周围软组织后，将腰骶干神经向远近端游离，从骨折端提起腰骶干神经后挤压骨盆环复位骶骨骨折，检查见腰骶干神经已经明显松弛。右下肢牵引复位后置入右侧 S_1、S_2 骶髂螺钉（图 5-34）。行前环 INFIX 架固定前环。

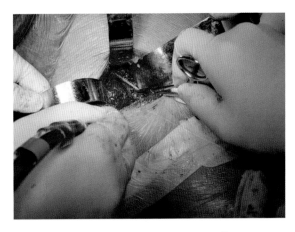

图 5-32　中间窗显露骶髂关节

（三）术后随访

术后病情稳定，无发热及其他临床并发症。复查骨盆 X 线（图 5-35）显示骨盆环结构正常。患者术后即感右下肢感觉明显好转，术后 2 周感觉完全恢复，术后 8 周扶双拐行走；右下肢运动功能于术后 4 个月开始逐渐恢复，术后 8 个月复查背伸肌力恢复至 4 级，跖屈肌力正常，行走基本正常。

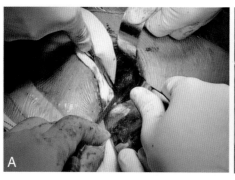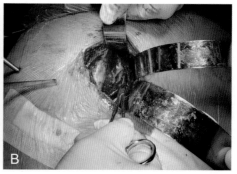

图 5-33　骨折端断卡压腰骶干神经
A. 腰骶干嵌入骨折块；B. 松解腰骶干神经

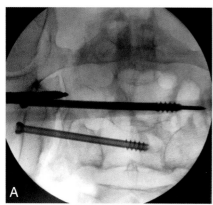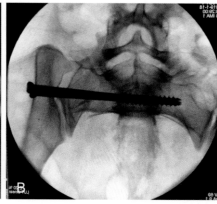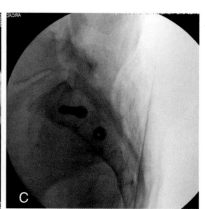

图 5-34　置入右侧 S_1、S_2 骶髂螺钉
A. 骨盆出口位；B. 骨盆入口位；C. 骶骨侧位

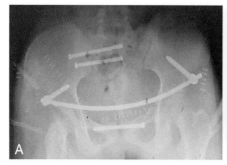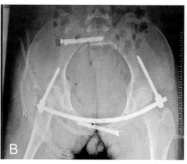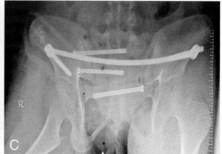

图 5-35　术后骨盆 X 线片
A. 正位；B. 入口位；C. 出口位

第六节　漂浮骶骨翼合并神经损伤复位减压术

　　同侧骶髂关节脱位、骶骨翼骨折后由于骶髂前韧带、骶髂骨间韧带断裂，骶骨翼呈游离状，将这种损伤称之为"漂浮骶骨翼"（图 5-36）。骶骨翼骨折骶髂关节脱位后造成骨盆后环的严重不稳定，同时骶骨翼向前方突出移位，常会压迫腰骶干神经和髂血管导致下肢神经功能障碍。常规后路髂腰撑开能对髂骨进行有效复位，但对漂浮骶骨翼无法进行复位（图 5-37），神经压迫损伤无法进行有效的松解，因此从前方进行骶骨翼骨折的复位、探查松解损伤的腰骶干神经才能达到确实的手术效果。

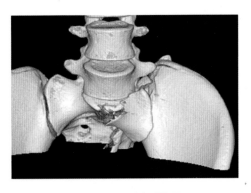

图 5-36　漂浮骶骨翼

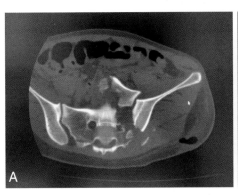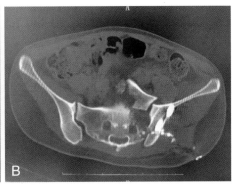

图 5-37　后路髂腰撑开难以复位漂浮骶骨翼
A. 术前；B. 术后

　　临床病例：患者，男，19 岁，身高 190cm，体重 95kg。以"车祸伤致腹盆部疼痛、右下肢功能障碍 8 天"由外院转入院。患者于 8 天前因车祸致伤腹部、右侧盆部，当时腹痛伴休克、右侧臀部疼痛、伴右下肢感觉和运动障碍入当地医院治疗。诊断为：骨盆多发骨折，失血性休克、腹痛查因；急诊行剖腹探查术，术中未发现有实质脏器损伤，术后对症治疗，因右下肢神经症状无缓解，于伤后第 8 天转院。入院查体：骨盆环明显不对称，骨盆挤压、分离试验（+），右下肢短缩约 2cm。右足背伸肌力 0 级、痛觉过敏，跖屈可；大小便功能正常。骨盆 X 线（图 5-38）及 CT 扫描三维重建（图 5-39）检查：右侧骶髂关节脱位、骶骨翼骨折，骶骨耳状面明显向盆腔内移位；右耻骨支骨折，左侧耻骨联合周围骨折分离移位，整个右侧半骨盆上移。诊断：①漂浮骶骨翼损伤合并右腰骶丛神经损伤；②耻骨联合周围骨折分离。

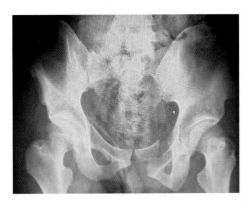

图 5-38　术前骨盆正位片

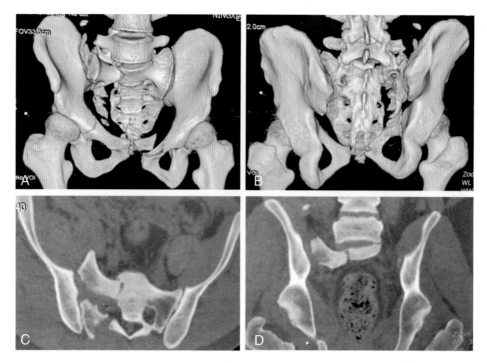

图 5-39　术前骨盆 CT 扫描三维重建
A. 正面；B. 后面；C. 横断面；D. 冠状位

（一）病情分析

患者为青少年男性，右侧骨盆后环严重损伤，合并右侧腰骶干神经完全损伤，耻骨联合骨折移位。影像学表现骨盆骨折后环骶骨 Denis Ⅱ区骨折，骶髂关节脱位，骶骨耳状面一大块骨块突入盆腔，分离移位明显，骨盆前环耻骨联合周围骨折分离。由于患者伤后 8 天右下肢神经损伤症状无改善，而骨盆前后环均严重不稳定。分析右侧腰骶干神经损伤可能为向盆腔内突出的骶骨翼牵拉腰骶干神经所致。由于漂浮骶骨翼损伤后骶骨翼游离状态，常规后方腰髂撑开复位不能复位骶骨翼骨块，同样闭合也不能复位。决定行前方入路骨折开放复位、神经探查松解、骶髂螺钉固定后环，前环视情况处理。

（二）手术过程

全身麻醉下取平卧位，取右侧 LRA，切开皮肤约 10cm，通过中间窗显露骶髂关节周围，并探查腰骶干神经；通过骶前窗显露骶前正中显露骶骨翼近骶骨体的骨折线，在保护腰骶干神经的前提下沿骶骨耳状面骨膜下分离漂浮骶骨翼骨块，显露骨折端，复位后用螺钉固定于骶骨椎体上（图 5-40），再结合右下肢牵引，直视下复位右侧骶髂关节脱位及骶骨翼骨折，克氏针临时固定。内侧窗显露右侧耻骨支，辅助左侧耻骨支小切口（5cm）（图 5-41），显露左侧耻骨联合处耻骨支骨折、耻骨联合分离，直视下复位后置入耻骨联合螺钉及左侧耻骨支螺钉固定（图 5-42）。通过中间窗直视下经皮置入右侧 S_1 骶髂螺钉导针，透视见置入的 3 根 S_1 导针位置均理想（图 5-43），考虑患者体格较强壮，为加强骨盆后环的稳定性行右侧 S_1 椎体 3 枚直径 7.3mm 的空心螺钉固定骨盆后环（图 5-44），右侧耻骨支行重建钢板固定（图 5-45）。再次检查见腰骶干神经明显松弛，透视见骨盆环结构恢复正常（图 5-46）。冲洗伤口后彻底止血，放置引流管后缝合切口，手术时长 1400 分钟，出血 700ml。

（三）术后随访

术后恢复良好，无发热及其他临床并发症。复查骨盆 X 线（图 5-47）显示骨盆环结构正常，骨盆 CT 扫描三维重建显示骨折复位良好，骶髂关节螺钉位置正常（图 5-48）。患者术后即感右下肢感觉明显好转，术后 2 周感觉完全恢复，右足趾能轻微背伸活动，术后 2 个月复查骨盆 X 线示骨折愈合良好（图 5-49），开始扶双拐行走；右下肢运动功能于术后 3 个月完全恢复正常，行走基本正常。

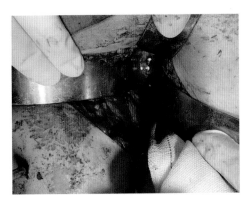

图 5-40　骨折复位后用螺钉固定

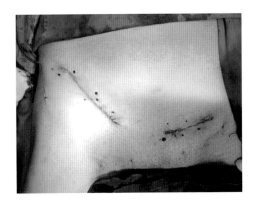

图 5-41　LRA 左侧耻骨支小切口

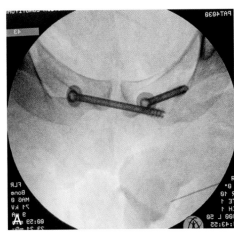

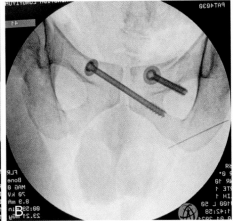

图 5-42　置入耻骨联合螺钉及左侧耻骨支螺钉固定

A. 入口位；B. 出口位

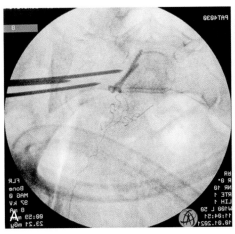

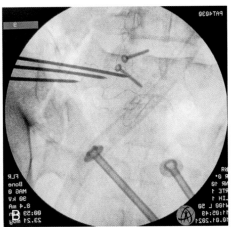

图 5-43　置入右侧 S_1 骶髂螺钉导针

A. 入口位；B. 出口位

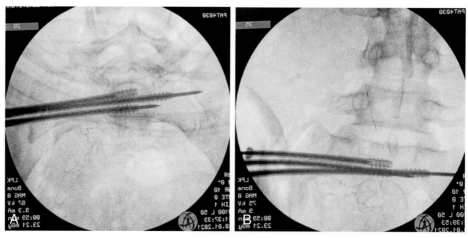

图 5-44　右侧 S₁ 椎体 3 枚螺钉固定骨盆后环
A. 入口位；B. 出口位

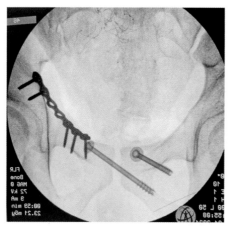

图 5-45　右侧耻骨重建钢板固定

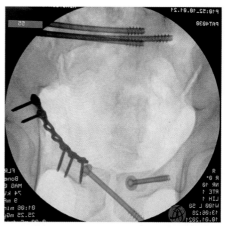

图 5-46　骨盆环结构恢复正常

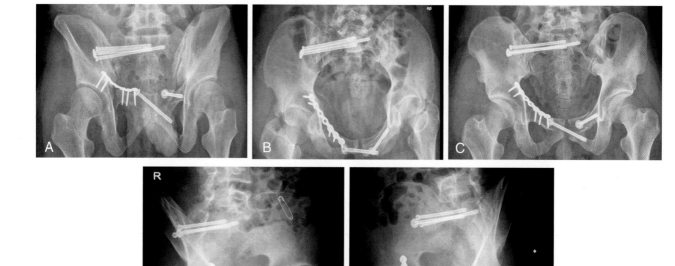

图 5-47　术后复查骨盆 X 线片
A. 正位；B. 入口位；C. 出口位；D. 闭孔斜位；E. 髂骨斜位

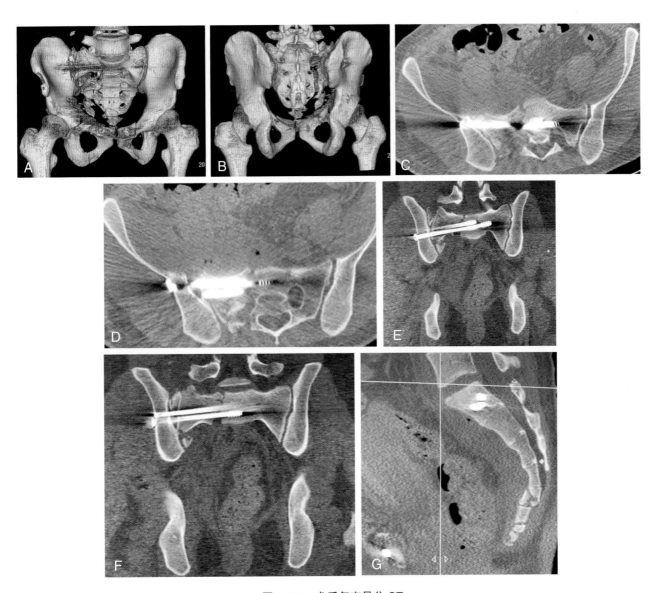

图 5-48　术后复查骨盆 CT
A. 正面；B. 后面；C、D. 横断面；E、F. 冠状位；G. 矢状位

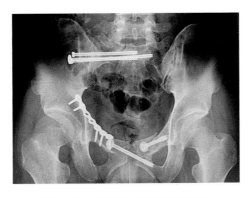

图 5-49　术后 2 个月骨盆 X 线片

第七节 前路减压手术风险、并发症

骨盆腔内解剖结构复杂，而骶前满布血管网、神经等组织，手术难度极高，风险大。如果医师对骨盆的解剖结构不熟悉，没有丰富的骨盆后环开放手术经验很难完成前入路神经减压、松解手术。骨盆骨折合并腰骶丛神经损伤前路探查、减压的手术风险及并发症较多，主要有大出血、医源性神经损伤、输尿管损伤、骨膜损伤。

一、大出血

由于骶前血管网丰富，骶骨为松质骨，骨折后渗血较多，如操作不当可导致大出血，甚至危及生命。

（一）骶前静脉丛出血

骶前静脉丛主要收集髂骨侧的静脉血回流到骶内静脉，在骶前尤其是骶髂关节周围形成致密血管网，与骨面贴合较紧密。由于骶前静脉丛位置较深，破裂出血后止血较困难，静脉丛下方伴有腰骶干神经，不能盲目钳夹止血和电凝止血，尤其是老年患者，血管弹性差，无收缩止血能力，出现骶前静脉丛大出血只能用纱布压迫止血。预防骶前静脉丛大出血的方法主要有：①术中控制性降压（老年患者不适合）；②术中轻柔分离，将骶前静脉丛与腰骶干神经、闭孔神经分离隔开后用双极电凝止血；③明胶海绵压迫止血。

（二）静脉滋养孔出血

骶髂关节下方偏外侧约 2cm 处有一相对固定的静脉滋养孔，主要收集髂窝周围髂骨的静脉血汇入髂内静脉。沿骨膜下剥离时易导致血管撕裂，较粗大的滋养孔出血非常凶猛，短时间出血可多达 2000ml。处理方式主要是压迫止血的同时缓慢松解压迫的纱布，找到出血点后立即用骨蜡封闭止血，或用 1 枚小螺钉拧入滋养孔内进行止血。

（三）髂内静脉出血

髂内静脉位于髂内动脉的深层，由盆腔内静脉丛、臀上静脉、骶前静脉丛汇集而成，在骶骨耳状面、骶髂关节骨内侧约 2cm 处由下往上转向 S_1 椎体外侧，在 L_5/S_1 椎间盘水平与髂外静脉汇成髂总静脉。由于髂内静脉走行过程中紧贴腰骶干神经的前内侧，在行腰骶干神经探查松解时极有可能伤及髂内静脉，导致破裂出血；分离骶前静脉丛时可能牵拉血管引起髂内静脉的撕裂，导致术中大出血。髂内静脉较粗大，因其紧贴腰骶干神经，且静脉壁薄，较难进行钳夹或缝扎止血，应先用纱布压迫止血，年轻患者在控制性降血压的同时，用"S"形拉钩将血管束组织向内压在骶骨骨面上，缓慢寻找出血点，在确保不伤及腰骶干神经的情况下，用血管钳钳夹血管破裂口或血管远端，缝扎髂内血管远端止血。不能行缝扎止血的不可强求，避免将髂内血管撕裂更大，可选择多块明胶海绵压紧成一团，放置血管破裂出血的地方，再用止血纱条压迫，观察 15～30 分钟后取出止血纱条，如继续出血，按相同方法继续堵塞，止血效果欠佳时应考虑行髂内动脉结扎。一旦出血止住后，尽早结束手术。

（四）髂内动脉出血

髂内动脉壁较厚，弹性强，术中一般很少引起动脉破裂出血。如术中损伤髂内动脉，短期内可因大量出血导致死亡。一旦术中出现髂内动脉破裂出血，在通知麻醉师降压、取血准备输血的同时，用手指将髂内动脉的近端或髂总动脉紧紧压在椎体上，阻断血流，找到出血口，钳夹后向近端分离，行髂内动脉结扎术。

（五）髂外血管出血

髂外血管在骶髂关节处走行靠前，位于腹膜后的表面，且有一大段距离处于游离状态，因此发生损伤的可能性较小，如出现破裂出血，可对损伤血管进行缝合修补。较大范围的损伤可进行血管移植。

二、医源性神经损伤

由于闭孔神经、腰骶干神经、S_1 神经根及骶前交感神经等均紧贴骨面走行，在对表面的神经进行游离、牵拉时极可能引起医源性神经牵拉损伤，尤其是陈旧性骨盆骨折；因骨折端血肿机化、瘢痕组织增生、挛缩等原因，神经与周围组织粘连较重，容易损伤周围的神经。腰骶丛完全损伤的患者术后可能加重医源性神经损伤，因此术前一定要与患者沟通、交流，慎重选择神经探查、减压、松解手术。

三、输尿管损伤

输尿管损伤临床较罕见，由于输尿管在骶前方走行于髂血管的内侧，在 L_5/S_1 椎间盘水平以上位于腰大肌外侧，临床手术中很少显露此区域；输尿管较粗大，有较明显的自主蠕动性，与周围组织较容易分辨。如果术中伤及输尿管则很难被发现，也很难处理。

四、腹膜损伤

骨盆髋臼骨折行 LRA 或腹直肌旁入路显露时极易损伤腹膜，甚至伤及腹腔内肠道组织。南方医科大学第三附属医院在近 10 年采用 LRA 显露手术治疗骨盆、髋的骨折近 1000 例，腹膜损伤约 70 例，损伤率约为 7%。显露过程中发生腹膜破裂缝合修复即可，如果伤及肠管应请普通外科医师进行处理。

第6章　新鲜骨盆骨折合并 S₁ 神经根损伤减压术

S_1 神经根出 S_1 孔后斜向外下走行加入腰骶干。由于 S_1 孔较大，神经根仅占神经孔的 1/6、紧贴 S_1 孔的下缘发出，因此一般骨盆骨折较少伤及 S_1 神经根。当经骶孔的骨折骶骨纵向移位明显（图 6-1）、S_1 孔有明确骨块卡压（图 6-2）或侧方挤压伤致骶孔严重压缩（图 6-3）时，可能导致 S_1 神经根受压，临床表现为胫神经损伤症状（足趾跖屈乏力，足底感觉障碍）。

新鲜骨盆骨折合并 S_1 神经根损伤前路减压的手术方式有：①后路撑开复位间接神经减压术；②开放复位神经探查减压术；③开放复位压迫骨块去除减压术。

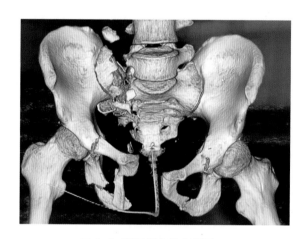

图 6-1　骶骨纵向移位明显

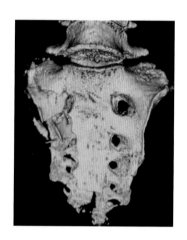

图 6-2　S_1 孔有明确骨块卡压

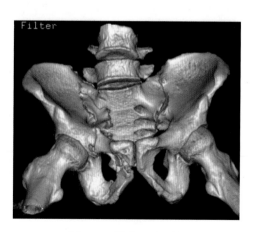

图 6-3　骶孔严重压缩

第一节　后路撑开复位间接神经减压术

后路骶骨撑开复位间接神经减压术主要适应证是新鲜骶骨骨折骶骨侧方挤压伤后 S_1 孔明显受压、引起临床 S_1 神经根症状。术前 CT 表现为 S_1 前孔明显受压，MRN 表现为 S_1 神经根在 S_1 前孔有明显损伤。

一、手术方法

全身麻醉下俯卧位，取双侧髂后上棘切口，切开皮肤 3～4cm，显露髂后上棘及内侧的骶髂关节、骶骨翼；将骶骨撑开器两侧 "Z" 形装置的侧板与髂嵴内侧面贴合，将上方板置于髂后上棘，通过上方板的 2 个螺孔向髂嵴置入 2 枚螺钉。若髂骨后方完整，则螺钉可自后向前置入，穿过髂后上棘后侧和内侧的两侧皮质；若髂骨后部骨折，则选择较长的螺钉与髂骨内外板之间斜向外前方置入，将 "Z" 形装置固定于髂后上棘后，将连接杆与套筒连接为一个整体，置入皮下隧道。若受到骶正中嵴的阻挡，则在上方做一长 2～3 cm 的纵向切口，逐层分离显露骶正中嵴，或自一侧髂后上棘切口斜向内侧显露骶正中嵴，应用尖嘴咬骨钳将其咬除。将连接杆与两侧 "Z" 形装置连接为一个整体，在 C 形臂 X 线透视下旋转套筒，伸长接骨板的长度复位骶骨压缩骨折，达到撑开骶前孔的目的，间接进行 S_1、S_2 神经根的减压。

二、临床病例

患者，女，32 岁，重物砸伤右侧盆部后疼痛、右足麻木活动受限急诊入院。入院查体；骨盆环基本对称，无明显畸形，骨盆挤压分离试验（+）；双下肢等长，右足底感觉麻木，足趾背肌力正常，踇屈无力，大小便功能正常。骨盆 X 线（图 6-4）及 CT 扫描三维重建（图 6-5）显示右侧骶骨 Denis Ⅱ 区骨折，张英泽分型为 B 型（压缩型）；可见右侧 S_1 神经前孔明显受压变小。入院后完善相关术前检查，于伤后第 3 天在全身麻醉直视下行骶骨骨折后路撑开复位固定术，同时进行神经根松解。

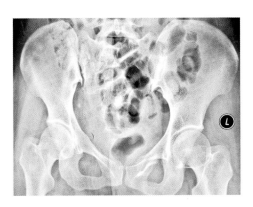

图 6-4　术前骨盆 X 线片

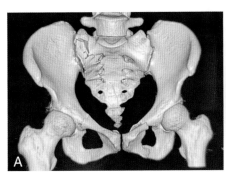
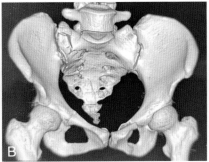
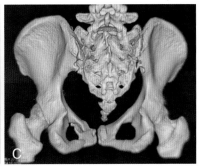

图 6-5　术前骨盆 CT 扫描三维重建
A、B. 正面；C. 后面

（一）病情特点

患者为青壮年女性，侧方挤压受伤，特点：①右侧骶骨 Denis Ⅱ 区骨折，张英泽分型为 B 型（压缩型），右侧 S_1 前孔明显受压；②骶骨骨折无前后、垂直移位，骨盆环整体稳定性好；③临床表现为右侧胫神经完全损伤表现，右侧 S_1 神经根损伤，无腰骶干神经损伤症状，临床表现与影像学表现相符。

（二）手术过程

患者诊断明确，右侧 S_1 神经孔受压导致临床症状，骨盆环稳定。如果选择非手术治疗，患者右侧下肢神经损伤症状可能不缓解，随着骨折的愈合，S_1 孔骨折块压迫处骨痂生长可导致骶孔闭塞，导致神经造成不可逆损伤。手术方式可选择后路撑开复位间接神经减压、前方入路直接切开骨折复位间接减压或前方入路骶孔扩大成形直接减压等，其中后路撑开复位间接神经减压术创伤较小，手术风险小，适合新鲜骨折（图 6-6）。

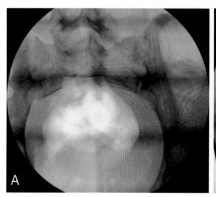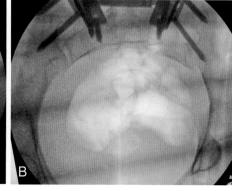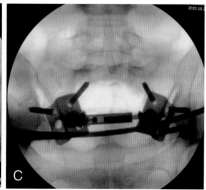

图 6-6　撑开复位过程

A、B. 入口位；C. 出口位

（三）术后随访

患者术后即感觉右下肢较术前明显轻松，足底麻木感减轻，伤口愈合拆线。复查骨盆 X 线（图 6-7）及 CT 扫描三维重建（图 6-8）见骶骨压缩基本复位，骨盆环结构基本正常，双侧对称；右侧 S_1 孔基本恢复正常。术后 1 周右下肢感觉恢复正常，运动功能开始恢复，术后 3 周右足跖屈肌力达 4 级，术后 4 周骶骨骨折愈合（图 6-9），开始扶拐部分负重行走，术后 3 个月右足肌力完全恢复正常，术后 6 个月取出内固定（图 6-10）。

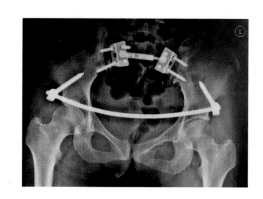

图 6-7　术后复查骨盆 X 线片

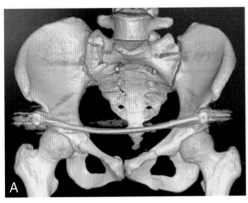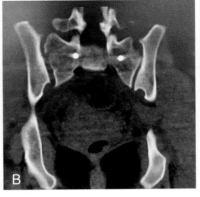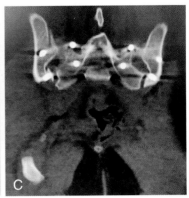

图 6-8　术后复查骨盆 CT 扫描三维重建

A. 正面；B、C. 冠状位

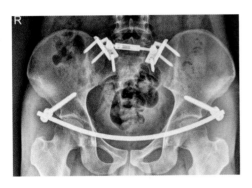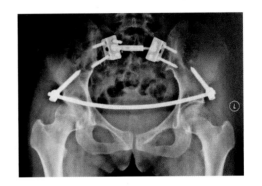

图 6-9　术后 4 周骶骨骨折愈合　　　　　　图 6-10　术后 3 个月骨盆 X 线片

第二节　开放复位神经探查减压术

骨盆侧方挤压损伤后骶骨经骶孔区域形成嵌插，骶孔受压使骶骨嵌插非常紧密，因此后环的稳定性好，通过前路或后路闭合撑开复位相当困难；骨折后伴有神经卡压，必须进行骶孔撑开复位或骶孔扩大减压才能达到神经减压松解效果。如果前路能开放直视下进行嵌插骨折撑开复位，则选择开放复位神经探查减压术，否则需要行骶孔直接扩大减压术。

一、手术方法

全身麻醉下取平卧位，术中控制性降压和充分的肌肉松弛，备双极电凝，术中止血用。取患侧 LRA 上半部分切口，切开皮肤 4～6cm 全腹外斜肌腱膜层，沿腹外斜肌腱膜浅层浅行分离皮下组织便于术中牵拉，斜行全层切开腹外斜肌腱膜、腹外斜肌、腹内斜肌、腹横肌达腹膜外，用血管钳提起两侧肌肉层，于腹膜外浅行分离，避免损伤腹膜，将肌肉层向两侧扩大切开显露。将腹膜向内侧牵拉，在髂腰肌内侧找到髂外血管束，在髂腰肌与髂外血管之间的疏松组织间隙钝性分离，用"S"形拉钩将髂外血管牵拉向内侧，髂腰肌拉向外侧，其下方为真骨盆缘；在保护好髂外血管的前提下，沿真骨盆缘切开髂腰肌筋膜，骨膜下向两侧分离，此时骶髂关节、坐骨大孔均显露清楚。通过骶前窗显露 S₁ 椎体前方正中结构：在髂外血管与腹膜之间的软组织间隙进行钝性分离，用"S"形拉钩将髂血管（髂内、外动静脉）牵拉向外侧，腹膜及盆腔内组织拉向内侧，其下方可见到白色输尿管，将输尿管连同髂血管牵拉向外侧，其下方为 S₁ 椎体。找到 L₅/S₁ 椎间盘和骶正中血管，在骶正中血管偏患侧沿骶前韧带表面向外下分离后找到骶骨骨折线及受压的 S₁ 前孔。在骶前窗与中间窗之间为髂血管、腰骶干神经、S₁ 神经根及输尿管。沿骨膜下小心分离，将软组织束向前上提起，紧贴骨面使两窗相通。直视下进行骶骨骨折的撑开复位术，同时进行腰骶干神经和 S$_1$ 神经根减压术。

二、临床病例

患者，女，17 岁，车祸致伤右侧盆部后疼痛、右足麻木活动受限入院。入院查体：骨盆环基本对称，无明显畸形，骨盆挤压分离试验（+）；双下肢等长，右足底感觉麻木，足趾背肌力正常，跖屈无力，会阴部感觉麻木，大小便能自控。骨盆 X 线（图 6-11）及 CT 扫描三维重建（图 6-12）显示右侧骶骨 Denis II 区骨折，张英泽分型为 B 型（压缩型）；可见右侧骶骨翼骨折嵌插向后突入骶管，S$_1$ 神经孔明显受压变小；耻骨联合周围骨折脱位。入院后完善相关术前检查，于伤后第 7 天在全身麻醉下行骶骨骨折前路撑开复位固定术，同时进行神经根松解。

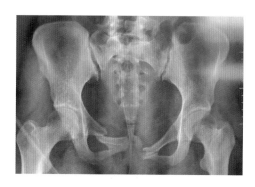

图 6-11　术前骨盆 X 线片

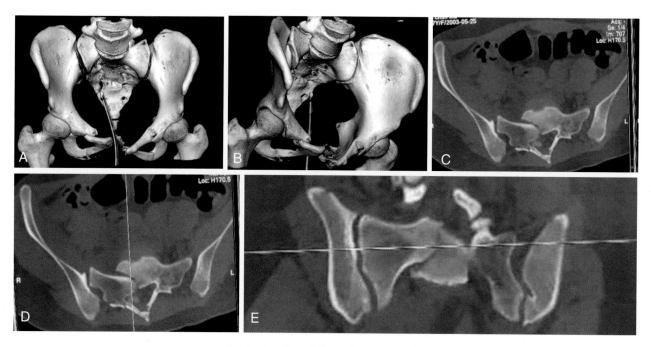

图 6-12　术前骨盆 CT 扫描三维重建
A. 正面；B. 内侧面；C、D. 横断面；E. 冠状位

（一）病情特点

患者为青年女性，侧方挤压受伤，特点：①右侧骶骨 Denis II 区骨折，张英泽分型为 B 型（压缩型），右侧骶骨翼骨折嵌插向后突入骶管，S$_1$ 神经孔明显受压变小；②右侧骶髂关节有分离移位，骨盆后环不稳定；③耻骨联合周围骨折脱位，移位明显。患者临床表现为右侧胫神经不完全损伤表现，为右侧 S$_1$ 神经根，

无腰骶干神经损伤症状，临床表现与影像学表现相符。手术指征明确，考虑患者有骶髂关节损伤，骶骨翼骨折向后嵌插较紧密，决定行前路开放复位神经减压术、骨折内固定术。

（二）手术过程

术中见右侧骶髂关节有分离，骶骨翼骨折向后嵌插移位，在骶前形成台阶。通过中间窗和骶前窗紧贴骨面相通，试图通过在骶骨翼侧置入克氏针进行撬拨复位骶骨翼骨块未果，向骨折端伸入骨膜剥离器撬拨无松动。将预弯好的 6 孔骨盆普通重建钢板紧贴骨面放于骶前，骨折线端各置入 1 枚螺钉，再向骨折块置入 1 枚螺钉，直视下边撬动边用螺钉进行提拉复位，见骨折块复位满意后行钢板固定骨折块（考虑患者有生育需求，钢板未跨骶髂关节）。透视见骶骨翼骨折块复位固定满意（图 6-13）后行右侧 S₁ 骶髂螺钉固定右侧骶髂关节脱位（图 6-14）。透视见前环耻骨联合周围骨折脱位复位可，取左侧耻骨联合上方小切口复位左侧耻骨支骨折螺钉固定后，用 INFIX 支架维持固定前环（图 6-15）。

（三）术后随访

患者术后即感觉足底麻木感减轻，足背感觉与术前一样，足背伸肌力正常，跖屈较术前减弱。伤口愈合拆线。复查骨盆 X 线（图 6-16）及检查 CT 扫描三维重建（图 6-17，图 6-18）见骶骨嵌插、压缩基本复位，骶孔骶管恢复正常，骨盆环结构基本正常，双侧对称；内固定骶前钢板骶髂螺钉位置良好（图 6-19）。术后 3 个月复查示骨折愈合良好（图 6-20）；右足跖屈肌力达 4⁺ 级，可足底仍残留部分感觉麻木，行走正常，于术后 6 个月取出内固定耻骨支螺钉和骶髂关节螺钉。

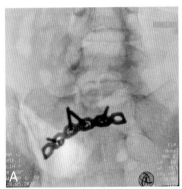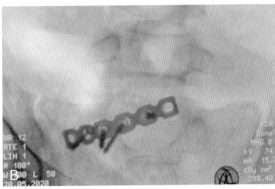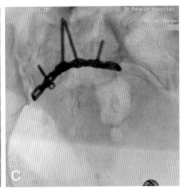

图 6-13　骶骨翼骨折块复位固定

A. 正位；B. 出口位；C. 入口位

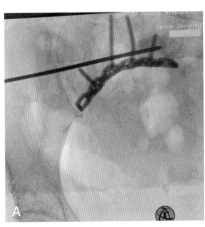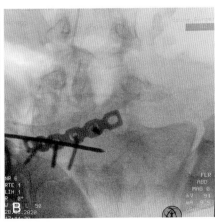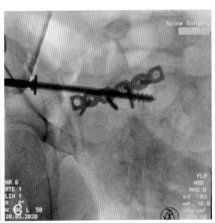

图 6-14　右侧 S₁ 骶髂螺钉固定

A. 入口位；B、C. 出口位

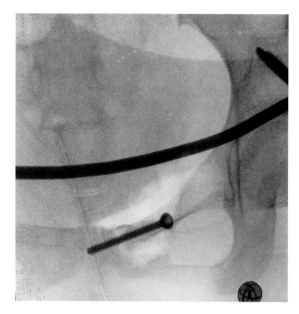

图 6-15　左侧耻骨支骨折螺钉固定 +INFIX 支架

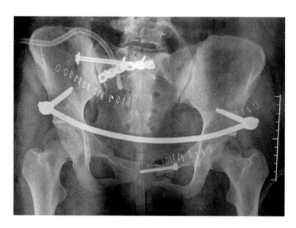

图 6-16　术后复查骨盆 X 线片

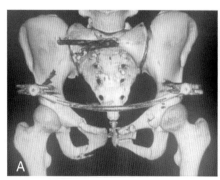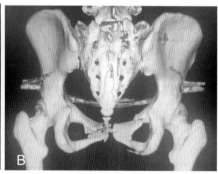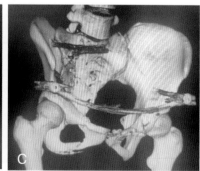

图 6-17　术后 CT 扫描三维重建

A. 正面；B. 后面；C. 内侧面

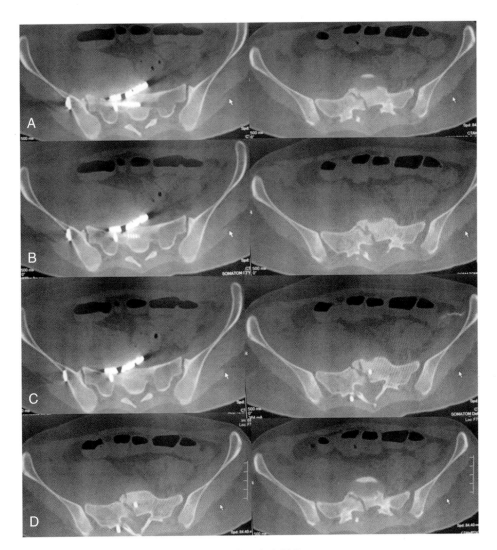

图 6-18　术后复查骨盆 CT

A ～ D. 不同横断面

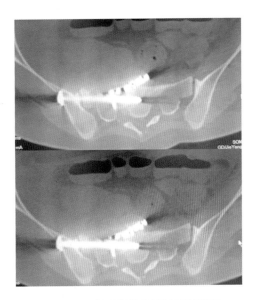

图 6-19　内固定骶前钢板骶髂螺钉

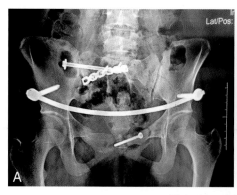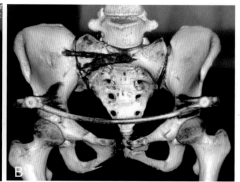

图 6-20　术后 3 个月复查
A. 骨盆 X 线；B. 骨盆 CT 扫描三维重建

第三节　开放复位压迫骨块取出减压术

新鲜骨盆骨折合并完全性 S_1 神经损伤，如果影像学支持神经损伤为 S_1 神经前孔骨折挤压导致，或 S_1 神经孔有移位骨折块压迫导致神经卡压损伤，可从前方开放手术、直视下取出卡压神经的骨折块，进行神经探查松解。

一、手术方法

选择 LRA，经中间窗显露骶髂关节后，沿骶髂关节内侧骶骨耳状面沿骨膜下向内侧分离，找到腰骶干神经；再经骶前窗经髂血管内侧间隙显露骶前，找到 S_1 神经根及神经孔；经骶前窗、中间窗在骨质浅层、神经血管深层贯通，完整显露向前方突出的骶骨翼骨折块，在保护好髂血管、腰骶干神经和 S_1 神经根的前提下，取出突出骨块同时对合并骶 1 孔压迫行骶孔扩大减压术，彻底松解卡压的腰骶干神经和 S_1 神经根。

二、临床病例

患者，男，47 岁，以"外伤致右盆部疼痛、右下肢功能障碍 7 天"入院。伤后 X 线（图 6-21）及 CT 扫描三维重建（图 6-22）检查示右侧骨盆及股骨近端骨折。诊断为：骨盆骨折（Tile C1.3 型，右侧），右侧股骨转子下粉碎骨折；在当地医院行股骨转子下骨折切开复位髓内钉固定术，术后 7 天转院。入院查体示：足部感觉过敏，右足背伸、跖屈不能。诊断：①骨盆骨折（Tile C1.3 型）合并右侧坐骨神经损伤；②右股骨转子下骨折术后。

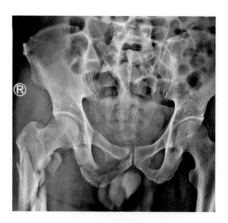

图 6-21　术前骨盆 X 线片

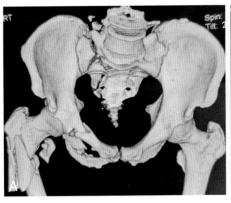
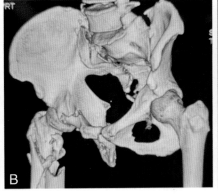
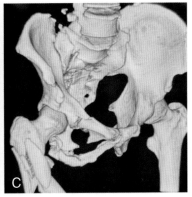

图 6-22　术前骨盆 CT 扫描三维重建

A. 入口位；B. 髂骨斜位；C. 闭孔斜位

（一）手术过程

全身麻醉下取平卧位，术中保持控制性降压和充分肌肉松弛。

1. 神经探查减压　取 LRA 显露，切开皮肤约 9cm，通过中间窗显露骶髂关节周围，沿骶骨耳状面骨膜下分离，显露骶骨翼骨折块，见骨折块明显向上移位将腰骶干神经紧紧卡压，神经变得纤细（图 6-23）；通过骶前窗（髂血管与骶前正中组织间隙）显露骶前正中，找到 L$_5$/S$_1$ 椎间盘，沿 S$_1$ 椎体表面向下分离，显露 S$_1$ 神经根，见骶 1 孔外侧骨块向前方突起，顶住 S$_1$ 神经根；于骨膜下小心游离骨块并取出（图 6-24），见神经根明显松弛。用明胶海绵压迫止血。将骶骨翼突出的骨块下压复位，松解周围软组织后将腰骶干神经向远近端游离，检查见腰骶干神经已经明显松弛，松解神经明显变粗，并呈暗紫色。

2. 骨折复位固定　提起腰骶干神经，通过辅助下肢牵引将骶骨翼骨折复位并压平整，将塑形好的 5 孔重建钢板紧贴骨面放置在骶前，跨骶髂关节进行后环固定；再通过 LRA 内侧窗显露耻骨支，复位骨折后用重建钢板固定，透视见骨盆环复位满意，内固定钢板螺钉位置好（图 6-25）。冲洗伤口，检查无活动出血，放置引流管后关闭术口。

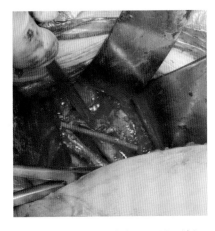

图 6-23　移位骨块卡压腰骶干神经

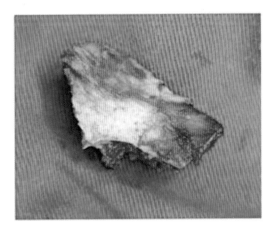

图 6-24　取出骶 1 孔外侧骨块

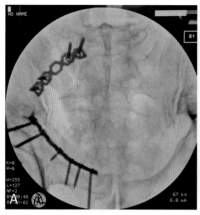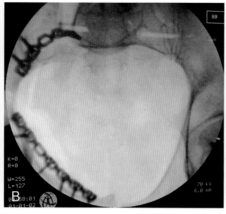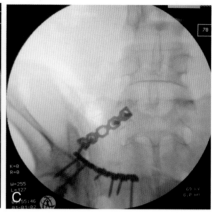

图 6-25　术中骨盆透视
A. 正位；B. 入口位；C. 出口位

（二）术后复查

术后病情稳定，无围手术期并发症；手术切口正常，愈合拆线。复查骨盆 CT 扫描三维重建（图 6-26）显示骨盆环结构正常，可明显看到骶 1 孔外侧有骨块取出后的骨缺损。患者术后即感右下肢感觉明显好转，术后第二天足趾可见轻微的屈曲和背伸，术后 2 周感觉完全恢复，术后 8 周扶双拐下地行走；术后 8 个月复查时背伸肌力恢复至 4 级，跖屈肌力正常，行走基本正常，X 线检查显示骨折愈合（图 6-27）。

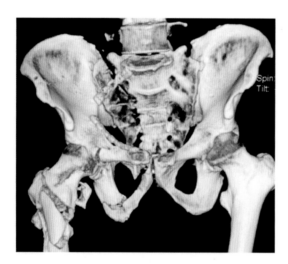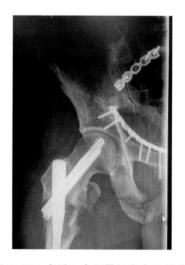

图 6-26　术后骨盆环结构正常　　　　图 6-27　术后 8 个月骨折愈合 X 线片

第7章　儿童骨盆骨折合并神经损伤减压术

儿童骨盆骨折多为直接暴力损伤，且均为高能量损伤，多见于儿童骨盆骨折中的Torode-Zieg Ⅳ型损伤。儿童的神经组织具有较好的柔韧性和伸展性，即使严重移位的骨折也较少引起神经损伤（图7-1）。儿童骨盆骨折合并神经损伤多为骨折块直接卡压、压迫神经所致，或骨痂生长包绕神经干形成压迫。

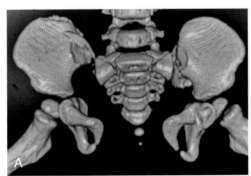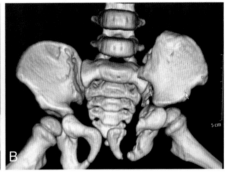

图 7-1　**儿童骨盆骨折**
A、B. Torode-Zieg Ⅳ型

由于儿童神经有较强的柔韧性和强大的修复能力，传统认为不需要进行手术干预，但笔者发现对于儿童骨盆骨折合并神经损伤早期进行手术探查、松解，对受损神经进行减压，有利于神经功能的早期恢复。如果不进行早期的神经减压松解，神经长时间受压后会出现神经变性，影响神经功能康复。如果影像学支持骨折对神经造成损伤，建议早期进行手术探查松解。

第一节　骶髂关节脱位合并神经损伤

当骶髂关节后脱位严重时，坐骨大孔向后上移位，导致绕坐骨大孔向后走行的腰骶干神经、S_1神经根扭曲、牵拉损伤，表现为坐骨神经损伤的临床症状，常需通过手术复位才能解除神经压迫。

一、手术方法

通过髂窝入路（图7-2）或LRA（图7-3）显露骶髂关节，在保护骶髂关节内侧的髂外血管、闭孔神经、腰骶干神经的前提下，复位并固定骶髂关节周围骨折脱位，同时松解卡压的腰骶干神经。

二、临床病例

患儿，男，8岁。车祸伤致腹盆部疼痛、左下肢功能障碍3周，急诊入当地医院抢救，骨盆X线及CT检查（图

7-4）示骨盆骨折，左侧骶髂关节脱位、耻骨联合分离。因腹痛、休克急诊行剖腹探查、小肠破裂修补术，术后对症处理。因患儿伤后左下肢运动、感觉障碍无恢复，于伤后 3 周转入我院。入院查体：右侧上腹见一剖腹探查手术切口（图 7-5），已愈合；双侧骨盆不对称，左侧髂骨向上移，骨盆挤压、分离试验（＋）；左下肢较右侧短缩约 1cm（图 7-6），左小腿外侧、足背痛觉过敏，踝及趾背伸不能，足底麻木，跖屈肌力 2 级。复查骨盆 X 线（图 7-7）及 CT 扫描三维重建（图 7-8）显示骨盆骨折、左侧骶髂关节脱位并有骨痂生长，耻骨联合分离。骨盆 MRN 检查（图 7-9）左侧 L_5 神经根走行在骶髂关节处不连续，提示神经根有损伤。

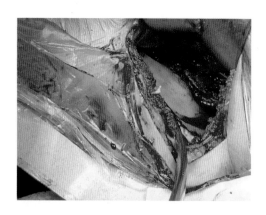

图 7-2　髂窝入路

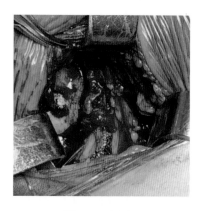

图 7-3　LRA

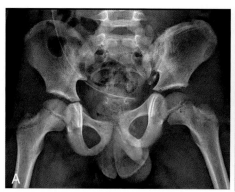

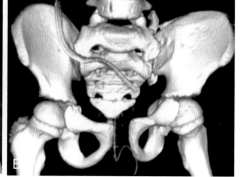

图 7-4　术前骨盆 X 线及 CT 检查

A. 骨盆 X 线片；B. 骨盆 CT

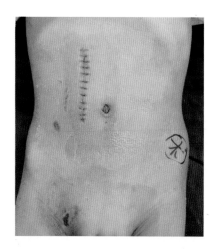

图 7-5　右上腹剖腹探查手术切口

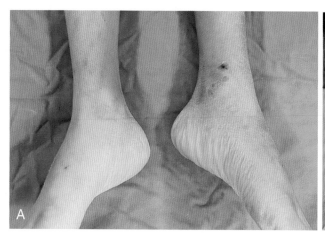

图 7-6　左下肢较右侧短缩约 1cm

A. 足部；B. 下肢全长

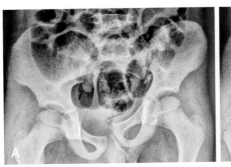
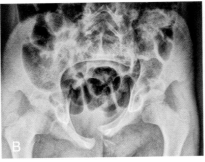
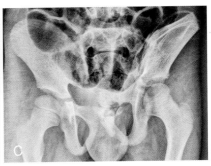

图 7-7　复查骨盆 X 线片

A. 正位；B. 入口位；C. 出口位

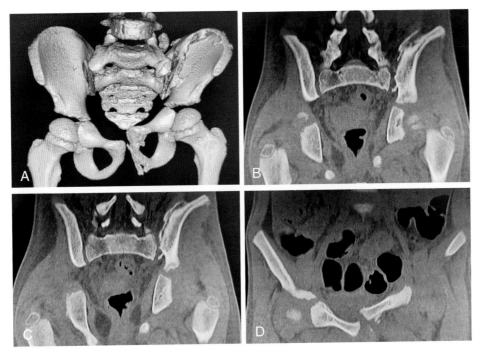

图 7-8　复查骨盆 CT 扫描三维重建

A. 正面；B～D. 冠状位

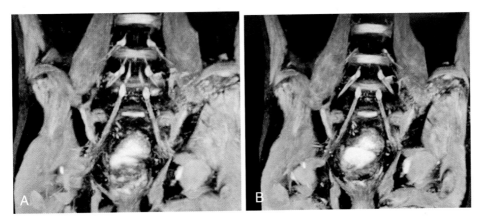

图 7-9　骨盆 MRN 检查

A、B. 不同层面

（一）病情分析

患儿 8 岁，左侧骶髂关节脱位并耻骨联合分离移位明显，虽然儿童骨骼有较强的塑形能力，但骶髂关节脱位、耻骨联合分离如果不进行解剖复位，会严重影响儿童骨盆骨骼的发育，畸形难以矫正。患儿伤后 3 周[+]，左侧神经损伤症状无改善，骶髂关节脱位处有明显骨痂生长包绕，腰骶丛 MRN 检查证实左侧腰骶干神经在骶髂关节处有损伤。如果不尽早复位，神经功能恢复的可能性极小，且随着时间推移，骨痂成熟骨化后包绕的神经更难处理。手术指征明确，拟切开复位骶髂关节脱位及耻骨联合分离，同时探查腰骶干神经并进行有效松解。

（二）手术过程

全身麻醉下取平卧位，取左侧 LRA（图 7-10），显露左侧骶髂关节及耻骨联合，见左骶髂关节后脱位明显，前方大量骨痂生长，形成骨桥包绕坐骨大孔上方。耻骨联合前后并上下分离，中间大量瘢痕组织生长。显露骶髂关节内侧的髂血管、闭孔神经、腰骶干神经，见闭孔神经完好，腰骶干神经被周围瘢痕组织束带束缚较紧；加以保护后行骶髂关节及耻骨联合间隙组织清理，借下肢牵引等措施复位耻骨联合和骶髂关节脱位，直视结合透视见左侧骶髂关节脱位及耻骨联合复位后置入直径 4.0mm 空心螺钉固定（图 7-11）。左侧腰骶干神经进行松解，松解后见腰骶干神经明显松弛（图 7-12）。

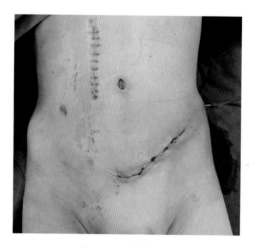

图 7-10　左侧 LRA

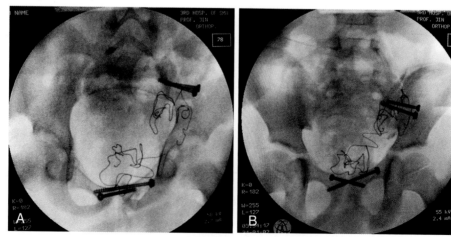

图 7-11　置入直径 4.0mm 空心螺钉固定
A. 入口位；B. 出口位

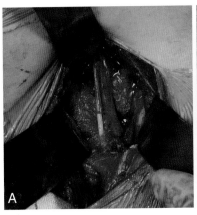
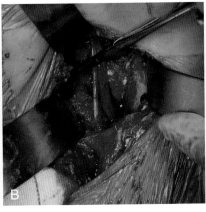
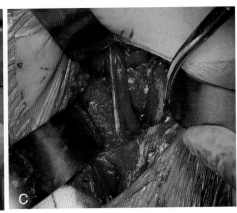

图 7-12　左侧腰骶干神经的松解

A ～ C. 松解过程

（三）术后随访

患儿术后双下肢长度恢复正常，麻醉清醒后即感觉左下肢较术前明显轻松。术后复查骨盆 X 线（图 7-13）及 CT 扫描三维重建（图 7-14）示骨盆环骨性结构恢复正常，内固定螺钉位置理想。术后 2 周患儿左下肢感觉恢复正常，术后 4 周左足背伸肌力达 3 级[+]，开始下床部分负重行走。术后 8 周左下肢感觉、运动均恢复正常，行走可。术后 3 个月行走完全正常，内固定物固定牢靠。术后 6 个月复查步态正常，内固定物位置良好，取出内固定螺钉（图 7-15）。

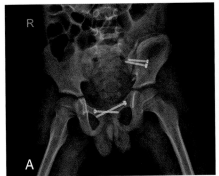
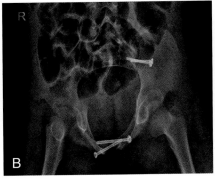
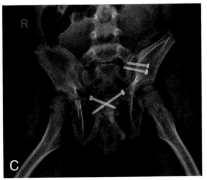

图 7-13　术后复查骨盆 X 线片

A. 正位；B. 入口位；C. 出口位

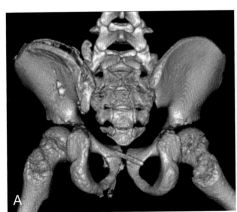
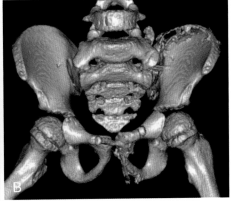

图 7-14　术后复查骨盆 CT 扫描三维重建

A. 背面；B. 正面

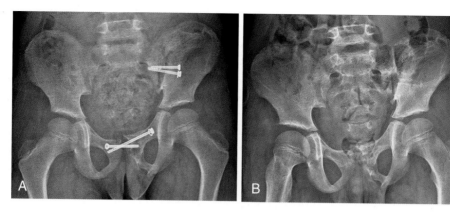

图 7-15　术后 6 个月复查

A. 取出内固定物前骨盆正位；B. 取出内固定物后骨盆正位

第二节　骨盆骨折（Tile C1.3 型）合并腰骶干神经损伤

幼龄儿童骨质矿物质含量较低，骨质较柔软，发生高能量损伤后多表现为关节脱位，少见骨盆骨折发生，合并神经损伤概率更低。而大龄儿童其骨骼发育接近成年人，发生高能量骨盆损伤后临床表现也与成人相近，骨盆骨折合并神经损伤的处理方式与成人相同，但是儿童骨折愈合更快，儿童骨盆骨折合并神经损伤更应该早期处理。

临床病例：患儿，男，12 岁。高处坠落致腹盆部疼痛、右下肢功能障碍 29 天由外院转入院。患儿 4 周前由高处坠落致伤腹盆部及右下肢，急诊入当地医院抢救，因腹痛、休克急诊行剖腹探查、脾切除术，术后对症处理。病情稳定后行右跟骨粉碎性骨折切开复位固定术；因患儿伤后右足感觉麻木、痛觉过敏，背伸不能无恢复，于伤后 29 天转入我院。入院查体：上腹正中见一剖腹探查手术切口已愈合；双侧骨盆不对称，右侧髂骨向上移，骨盆挤压、分离试验（+）；右下肢较左侧短缩约 1cm，右足外侧有手术切口已愈合，踝关节被动活动受限；右小腿外侧、足背感觉麻木、痛觉过敏，趾背伸不能，足底感觉可，跖屈肌力 4 级；大小便功能正常。骨盆 X 线（图 7-16）及 CT 扫描三维重建（图 7-17）示骨盆骨折、右侧骶骨翼向上移位，右耻骨支骨折、分离移位，右侧腰 5 横突骨折；矢状位重建显示 S_2 椎体横行骨折，近折端向前方移位并形成前后重叠移位，骶管受压但未完全堵塞。骨盆 MRN 检查（图 7-18）右侧腰骶干神经根走行在骶前明显受压，提示神经有损伤。入院诊断：陈旧性骨盆骨折（Tile C1.3 型　骶骨 λ 型骨折）合并腰骶干神经损伤。

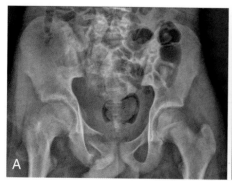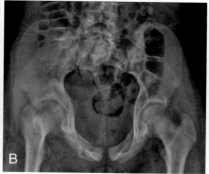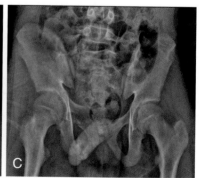

图 7-16　术前骨盆 X 线片

A. 正位；B. 入口位；C. 出口位

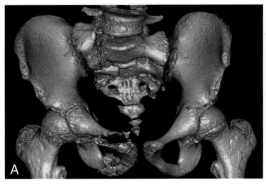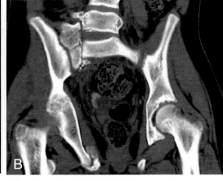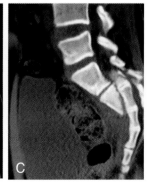

图 7-17　术前骨盆 CT 扫描三维重建
A. 正面；B.冠状位；C.矢状位

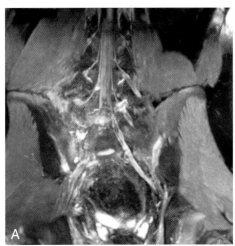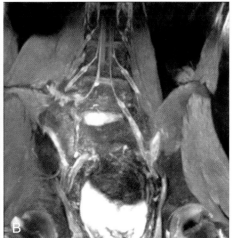

图 7-18　术前骨盆 MRN 检查
A、B.不同冠状位层面

（一）病情分析

患儿 12 岁，高处坠落伤，骨盆 Tile C1.3 型骨折，移位明显，且伴右侧腰骶干神经完全损伤症状，伤后 29 天无恢复。患儿伤后 4 周⁺，右侧腰骶干神经损伤症状无改善，右侧骶骨骨折脱位处有明显骨痂生长；腰骶丛MRN检查证实右侧腰骶干神经在骶前有损伤。手术指征明确，虽然骶骨有横行骨折伴前后重叠移位、骶管占位，但骶管未完全堵塞，无大小便功能障碍。选择切开复位右侧骶骨骨折脱位及耻骨支骨折，同时探查腰骶干神经并进行有效松解，不进行骶骨横行骨折的复位和骶管扩大减压。

（二）手术过程

全身麻醉下取平卧位，取右侧 LRA，中间窗显露右侧骶髂关节周围，内侧窗显露右侧耻骨支，见右侧骶髂关节周围大量骨痂生长，软组织瘢痕形成并包裹腰骶干神经；于骶髂关节内侧仔细清理骨痂及周围瘢痕组织，由 L₅/S₁ 椎间孔处找到腰骶干神经，并向远端分离；见腰骶干神经在骶前明显受压变细，瘢痕组织包裹，行神经彻底松解术。再通过内侧窗显露并清理耻骨支骨折，去除耻骨支周围骨痂，借下肢牵引复位耻骨支骨折，重建钢板固定。

（三）术后随访

患儿术后双下肢长度恢复正常（图 7-19），麻醉清醒后即感觉右下肢较术前明显轻松，痛觉过敏消失；术后复查骨盆 X 线（图 7-20）及 CT 扫描三维重建（图 7-21）示骨盆环骨性结构基本恢复正常。术后 2 周患儿右下肢感觉恢复正常，术后 4 周右足背伸肌力达 1 级⁺，开始部分负重行走。术后 6 周右下肢感觉运动均恢复正常，行走可，于术后 3 个月复查时右足趾背伸肌力恢复正常，踝背伸因跟骨骨折受限，行走基本正常。术后 6 个月取出内固定钢板（图 7-22），右足趾活动正常。

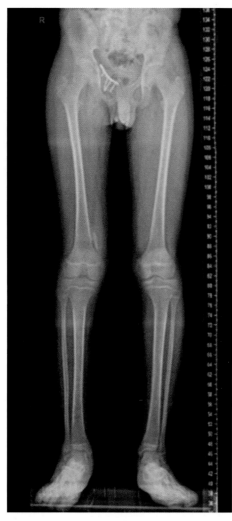

图 7-19　下肢恢复正常

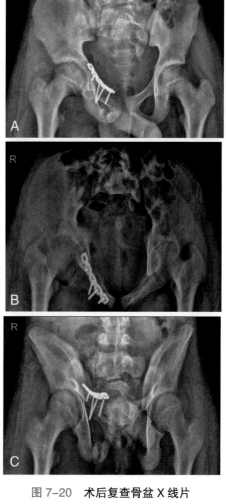

图 7-20　术后复查骨盆 X 线片
A. 正位；B. 入口位；C. 出口位

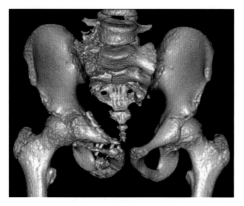

图 7-21　术后复查骨盆 CT 扫描三维重建

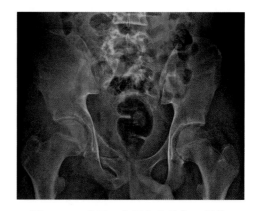

图 7-22　术后 6 个月复查骨盆 X 线片

第三节　骶骨 U 形骨折

　　儿童骶骨 U 形骨折多因高处坠落伤引起，根据受伤的瞬间骶骨与地面所成的角度不同，骨折形态也不同。主要表现有：①过伸性损伤，远端骶骨向近端骶骨的前方移位，并有重叠移位；②垂直暴力损伤，骶骨骨折后近端骶骨直接插入远端骶骨的骶管内，骶管内形成占位；③屈曲性损伤，远端骶骨向近端骶骨后方移位，并有重叠移位。无论何种损伤，一般都有骶管的占位，或前后重叠移位造成骶管内走行的神经受压，引起神经功能障碍。骶骨 H 形或 U 形骨折骶骨横行骨折多位于 S_2 椎体以远，临床表现主要为大小便功能障碍和性功能障碍。

一、手术方法

骶骨 H 形或 U 形骨折均由强大暴力引起，骶骨在强大暴力作用下几乎整个插入盆腔内，伴有或不伴有骨盆前环的损伤，对嵌插的骶骨进行复位非常困难，临床多采用后路腰骶（髂）撑开复位固定。垂直性损伤腰髂撑开复位后只需行骶管减压就行，不需要对骨折进行复位；屈曲性损伤远端骶骨位于近端骶骨后方，复位相对容易，复位后可选择微型钢板固定或仅选择腰髂固定；过伸性损伤远端骶骨向盆腔内移位，骨折解剖复位较困难，行后路腰骶撑开复位固定后达到神经减压即可，骶管扩大减压后神经根自然会松解；如果骶神经断裂，尽量在显微镜下进行神经吻合处理；有骶后孔压迫时进行骶后孔的扩大减压。

二、临床病例

患儿，女，13 岁。高处坠落致腹盆部疼痛、双下肢及大小便功能障碍 20 天由外院转入。患儿 20 天前从四楼坠落致腹盆部及双下肢伤，急诊入当地医院抢救，诊断为骶骨骨折合并神经损伤、左胫骨 Pilon 骨折、右胫骨开放性 Pilon 骨折，在当地医院对症治疗。因双下肢及大小便功能无改善而转入我院。入院查体：骨盆外观正常，骨盆挤压分离试验（±），留置尿管，肛门括约肌反射未引出。双足背痛觉过敏，趾背伸不能，跖屈可。骨盆 CT 扫描三维重建（图 7-23）显示骶 2 椎体横断，远折端向内成角移位，整个 S_1 椎体插入骶管中，骨盆前环正常。

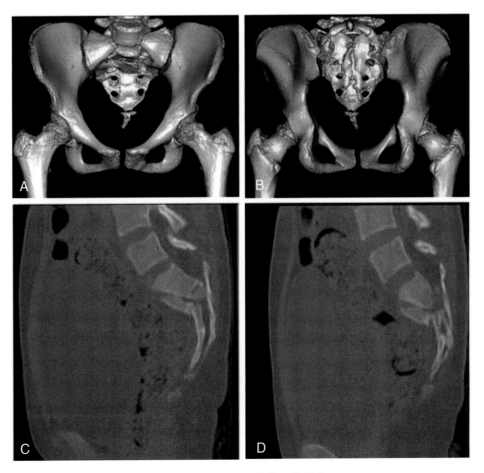

图 7-23　术前 CT 扫描三维重建

A. 正面；B. 后面；C、D. 矢状位

（一）病情分析

患儿 13 岁，骶骨 U 形骨折，嵌插移位及椎管占位明显，双侧骶骨翼上移明显，伤后 20 天，大小便功能及双下肢均有神经损伤表现，且无恢复。大小便功能丧失与骶骨 U 形骨折、骶管占位有关，伤及骶管内的马尾神经；双下肢腓总神经损伤表现可能与双侧骶骨翼骨折上移，造成腰骶干神经牵拉损伤有关。手术指征明确，结合神经损伤原因，可选择后路腰骶撑开复位、骶管扩大减压术，骶骨骨折复位后双侧腰骶干神经的牵拉损伤可自然得到松解。

（二）手术过程

全身麻醉下取俯卧位，取后正中入路显露；通过双侧裂隙肌间隙 L_4、L_5 椎弓根螺钉进针点，置入相应椎弓根螺钉；于双侧髂后上棘内侧置入髂骨螺钉。显露 S_1、S_2 后侧椎板后咬除棘突及椎板，进行后路的椎管扩大减压；安放双侧脊柱棒连接后路腰髂固定转换装置，行后路腰骶撑开，术中透视见骶骨插入骶管移位基本复位，骶管内的马尾神经明显松弛，行后路腰髂固定。彻底止血后放置引流管，关闭手术切口。

（三）术后随访

患儿术后恢复正常，麻醉清醒后即感觉双下肢较术前明显轻松；术后复查骨盆 X 线（图 7-24）及 CT 扫描三维重建（图 7-25）示骨盆环骨性结构恢复正常，内固定螺钉位置理想。术后 2 周患儿小便功能恢复，术后 4 周大便功能开始恢复，3 个月大小便功能完全恢复。术后双下肢感觉、运动缓慢恢复，于术后 3 个月（图 7-26）开始行走，踝背伸、趾背伸肌力达 3 级，骶骨骨折愈合，取出内固定螺钉。术后 6 个月随访时双下肢肌力完全恢复，大小便正常，行走完全正常（图 7-27）。

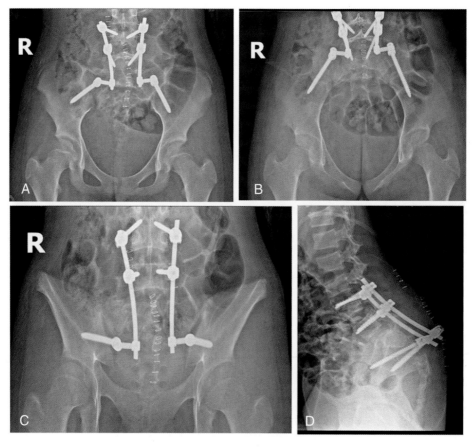

图 7-24　术后骨盆 X 线片

A. 正位；B. 入口位；C. 出口位；D. 侧位

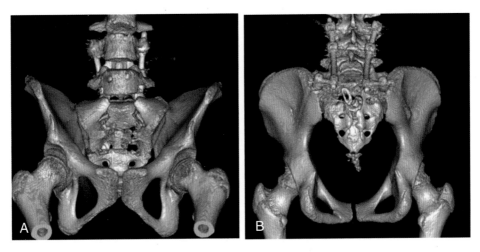

图 7-25　复查骨盆 CT 扫描三维重建
A. 正面；B. 后面

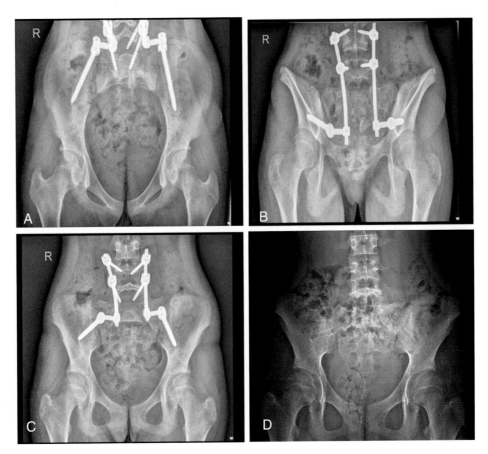

图 7-26　术后 3 个月复查骨盆 X 线片
A. 入口位；B. 出口位；C. 正位；D. 取出螺钉后骨盆正位

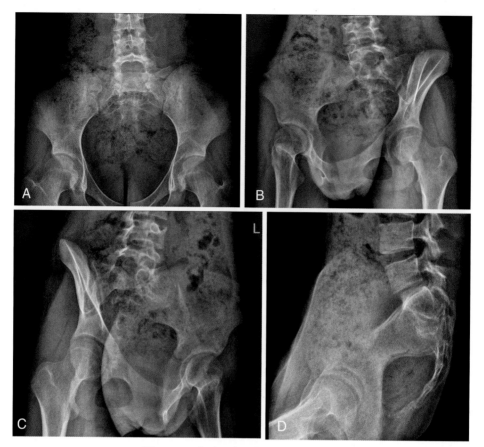

图 7-27　术后 6 个月复查骨盆 X 线片

A. 入口位；B. 右髂骨斜位；C. 右闭孔斜位；D. 侧位

第四节　骶骨骨折合并腰骶干神经损伤

儿童骶骨骨折导致大小便功能障碍多见，合并下肢神经功能障碍不多见；同时合并大小便功能和下肢功能障碍则更少见。骶骨骨折严重移位后除有骶管占位压迫骶管内的马尾神经，还因骶骨翼的骨折移位造成腰骶干的牵拉损伤，甚至骨折线波及骶孔后形成骶前孔的压迫，引起神经损伤症状。

一、手术方法

儿童骶骨骨折合并大小便功能、下肢神经功能障碍，大小便功能障碍多为骶管压迫引起，必须进行后路骶管扩大减压术；合并下肢神经损伤部位多位于骶前。对于儿童骶骨骨折合并大小便功能及下肢功能障碍的患者，要详细分析病情，对神经损伤进行正确的定位、定性诊断，再决定手术方式。一般情况下选择前后联合入路进行骨折复位固定、神经减压松解术。

二、临床病例

患儿，男，14 岁。高处坠落致腹盆部疼痛、右下肢活动受限、大小便功能障碍急诊入院。患儿不慎从约 12 米高处坠落，致腹盆部伤急诊入院抢救，骨盆 X 线（图 7-28）及 CT 检查（图 7-29）示骶 2 椎体骨折并后凸畸形，椎管内占位；右侧骶骨 Denis Ⅱ区骨折并轻度向上移位、耻骨联合分离。患儿伤后因腹痛、休克急诊行剖腹探查术，未见明显的腹盆腔脏器损伤，放置引流管后关腹，术后对症处理。因患儿伤后右下肢运动、感觉障碍无恢复，大小便不能自控，于伤后 10 天行手术治疗。手术前查体：左侧上腹见一剖腹探查手术切口及引流管（图 7-30），切口干燥；双侧骨盆环基本对称，骨盆挤压、分离试验

（+）；会阴部感觉存在，右侧肛门括约肌明显松弛；右小腿外侧、足背、足底感觉麻木，踝及趾背伸、跖屈肌力 2 级。

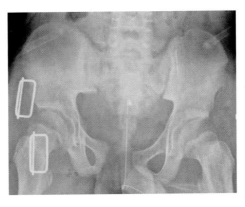

图 7-28　术前骨盆 X 线片

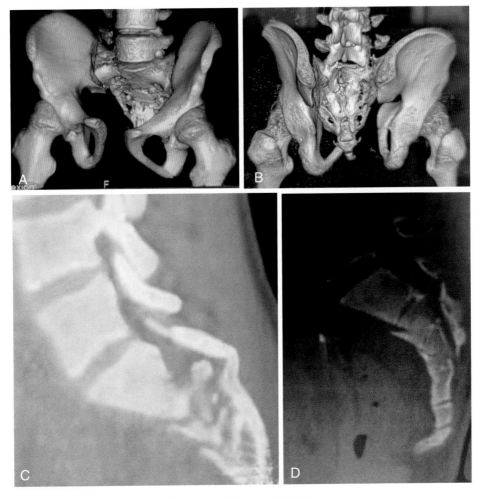

图 7-29　术前骨盆 CT 检查
A. 前面；B. 后面；C、D. 矢状位

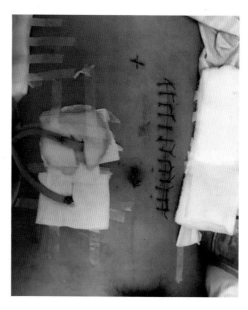

图 7-30　剖腹探查手术切口及引流管

（一）病情分析

患儿 14 岁，病情有下述特点：①右侧骶骨 Denis Ⅱ区骨折并轻度向上移位、耻骨联合分离，骨盆骨折 Tile 分型为 Tile C1.3 型，骨盆环存在垂直和放置均不稳定，需手术治疗重建骨盆环的完整及稳定性；②骶 2 椎体有右侧横断，骨折块突入椎管，形成椎管内占位；患儿伤后大小便失禁，有骶管扩大减压的手术指征；③患儿伤后右下肢表现为坐骨神经不完全损伤表现，伤后 10 天神经损伤症状无改善，有神经探查指征。结合儿童骨折愈合快的特点，患儿伤后 10 天，病情稳定，剖腹探查切口愈合好，决定行前后联合入路骨折复位固定、神经探查松解术。

（二）手术过程

选择前后联合入路手术，后路腰骶撑开复位的力量较大，容易解剖复位，因此选择全身麻醉下先后路再前路的手术顺序。

1. 俯卧位后正中入路，右侧椎旁切开显露右侧 L_4、L_5 椎弓根螺钉进钉点并置入椎弓根螺钉；再显露右侧 S_1 椎板，置入右侧 S_1-SAI 螺钉，注意保持 3 个进钉点在同一直线。透视见椎弓根螺钉及 SAI 螺钉位置满意后（图 7-31），测量右侧腰骶棒的长度并折弯（考虑右侧骶骨翼有上移约 1cm，棒的长度留长 1cm，供术中撑开复位用），放置脊柱棒后进行撑开复位固定，透视见骨折后路撑开复位满意（图 7-32）；打开右侧骶管进行骶管扩大减压，去除骶管内碎骨块，并彻底松解右侧骶管内 S_2～S_4 神经根，止血后关闭伤口。

2. 平卧位行前路手术：先闭合复位耻骨联合分离，用点状复位钳钳夹复位后，经皮打入直径 2.5mm 克氏针；透视下见耻骨联合复位满意，再经皮打入右侧 S_1 骶髂螺钉导针，透视见导针位置理想后置入相应长度、直径 7.3mm 空心螺钉固定前后环，完成后环的三角固定（图 7-33）。

3. 前路腰骶干神经探查减压：取右侧 LRA 的上半部分，经第二窗显露骶髂关节周围，见腰骶干神经被周围瘢痕组织包绕形成束带，神经明显受压但完整性存在，神经松解后见腰骶干神经很快充血肿胀。检查无活动出血后冲洗伤口并关闭。

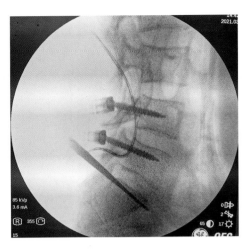

图 7-31　椎弓根螺钉及 SAI 螺钉位置满意

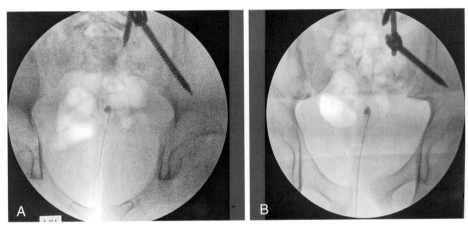

图 7-32　骨折后路撑开复位满意

A. 入口位；B. 正位

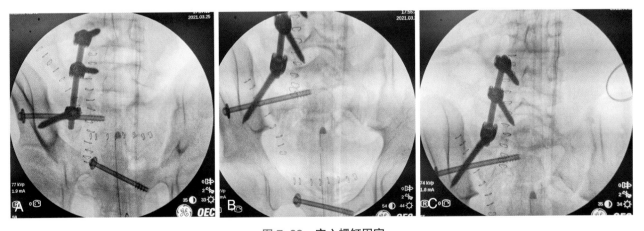

图 7-33　空心螺钉固定

A. 出口位；B. 正位；C. 腰椎正位

（三）术后随访

患儿术后恢复良好，伤口愈合拆线。复查骨盆 X 线及 CT 扫描三维重建示骨盆环恢复正常，内固定螺钉位置好（图 7-34）。患儿麻醉清醒后感觉右下肢麻木明显减轻；于术后 1 周能自行排便；术后 2 个月右下肢运动、感觉功能完全恢复正常，术后 4 个月小便能自行解出，复查 X 线（图 7-35），内固定位置好，骨折愈合。

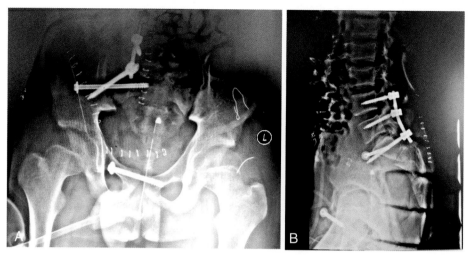

图 7-34　术后复查骨盆 X 线片

A. 正位；B. 侧位

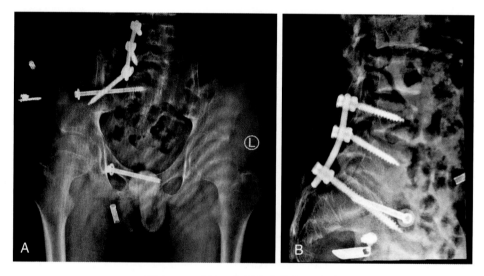

图 7-35　术后 4 个月复查骨盆 X 线片

A. 正位；B. 侧位

第 8 章　陈旧性骨盆骨折合并腰骶丛神经损伤前路减压术

骨盆骨折多为高能量损伤，患者伤后多合并多器官损伤及多发骨折。由于患者伤后病情严重，早期均注重抢救生命，对合并的神经损伤漏诊较多；或患者伤情严重，等病情稳定后骨盆骨折已经变成陈旧性骨折。陈旧性骨盆骨折合并神经损伤临床上较难处理，主要原因有：①陈旧性骨盆骨折由于骨痂生长、周围软组织挛缩，骨折复位困难；②骨折周围出血后血肿机化及瘢痕组织增生，神经探查难度明显增加，手术效果较差；③陈旧性骨盆骨折开放截骨复位出血较多，影响术中视野和操作，加大神经探查难度；④神经损伤时间较长后可引起神经变性，神经功能恢复较差。

传统意义上的陈旧性骨盆骨折是指伤后时间＞3 周，临床上骨盆骨折后时间＞3 周、＜2 个月，此时骨折还没有骨性愈合，一般不需要截骨处理，仅清理骨折端后就能完成骨折的复位与固定；受伤时间＞2 个月的陈旧性骨盆骨折需要进行骨折端的截骨处理才能进行有效的骨折复位。本章重点介绍受伤时间＞2 个月的陈旧性骨盆骨折。

陈旧性骨盆骨折合并腰骶丛神经损伤前路减压术有：①单纯前路骨折端清理、神经探查松解术（骨折移位不明显且骨折完全愈合者）；②前路骨折端清理、神经探查松解术 + 骨折原位固定术（骨折移位不明显且骨折不完全愈合者）；③前路骨折截骨复位神经探查减压术；④骶孔扩大减压神经探查松解术。

第一节　前路神经探查减压术

陈旧性骨盆骨折合并腰骶丛神经损伤首先要明确神经损伤的定位和定性诊断，明确神经损伤的位置后才能确定手术入路；其次要明确神经损伤是否因骨折移位导致的，以确定是否要进行截骨复位；要考虑截骨处理后骨折的固定方式。由于陈旧性骨盆骨折的复杂性和风险性，建议术前认真分析伤情，3D 打印 1：1 骨折模型，详细了解骨折部位情况，并在模型上模拟手术，确保手术安全。

陈旧性骨盆骨折合并腰骶丛神经损伤多位于骶骨前方，少有骶管占位导致的下肢神经损伤；即使是骶骨骨折骶管占位，也多表现为大小便功能障碍，较少引起下肢症状，手术入路一般选择前方入路，以 LRA 最为方便、直接。对于骨盆骨折移位不明显，无明显骨盆旋转畸形、双下肢不等长畸形的患者，如果骨折愈合且骨折移位不是导致神经受损的主要原因，可选择单纯前路神经探查减压松解手术。

一、手术方法

全身麻醉下取平卧位，按 LRA 进行消毒、铺单。选择腹直肌外侧入路切口的外 2/3，切开皮肤、皮下组织 6～8cm，达腹外斜肌腱膜，浅行分离皮下软组织，斜向外上方全层切开腹外斜肌腱膜、腹外斜肌、腹内斜肌和腹横肌达腹膜外，沿腹膜外钝性分离腹膜，扩大腹壁肌肉切口。沿腹膜外进行分离，将腹膜向内侧牵拉找到髂腰肌和髂外血管，沿髂腰肌与髂外血管间隙进行分离，显露 LRA 的中间窗口。经腰大肌与髂血管间隙向近端分离，可显露股神经、L$_4$ 神经根、L$_5$ 神经根、腰骶干神经和闭孔神经。如果有 S$_1$ 神经症状，可经 LRA 的骶前窗进行显露、探查 S$_1$ 神经根。

二、临床病例

患者，男，27 岁，于 7 个月前因车祸致盆部伤，当时骶尾部疼痛、伴左下肢麻木、疼痛、活动受限入当地医院治疗。入院诊断：骨盆骨折（右侧骶髂关节脱位、左侧骶骨 Denis Ⅱ 区骨折，图 8-1），左下肢神经损伤。完善术前检查后行骨盆骨折闭合复位、双侧骶髂螺钉固定术（图 8-2），未行神经探查处理。因左下肢神经症状无恢复，于伤后 7 个月来我院就诊，以陈旧性骨盆骨折合并腰骶丛神经损伤收入院。入院查体：双侧骨盆环基本对称，骨盆挤压、分离试验（−），双下肢等长。左足膝以下感觉消失，足背伸、跖屈肌力 0 级、活动不能。骨盆 X 线（图 8-3）及 CT 扫描三维重建（图 8-4）示：双侧 S$_1$、S$_2$ 骶髂螺钉固定，左侧骶骨陈旧性骨折已愈合，左侧骶骨翼变窄，可见 Denis Ⅱ 区骨折线影；左侧 S$_1$ 孔明显狭窄变小。入院诊断：陈旧性骨盆骨折合并左侧腰骶丛神经损伤。骶髂螺钉可能对腰骶丛神经 MRN 检查有影响，于是先行双侧骶髂螺钉取出术。骨盆 CTA 检查（图 8-5）示双侧髂血管、输尿管走行均正常；腰骶丛神经 MRN 三维重建（图 8-6）显示右侧腰骶干神经、S$_1$ 神经根、S$_2$ 神经根连续性中断；骨性结构、血管、神经、输尿管联合重建（图 8-7）显示左侧腰骶丛神经损伤的部位和性质。

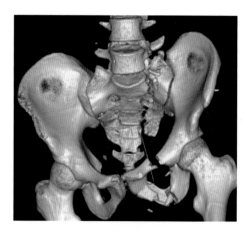

图 8-1　骨盆骨折

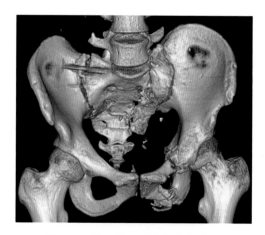

图 8-2　骨盆骨折闭合复位术后

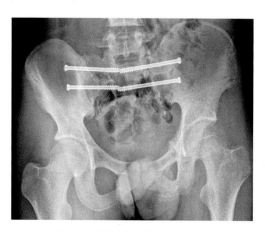

图 8-3　骨折术后骨盆 X 线检查

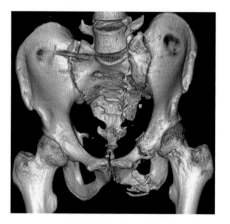

图 8-4　骨折术后骨盆 CT 扫描三维重建

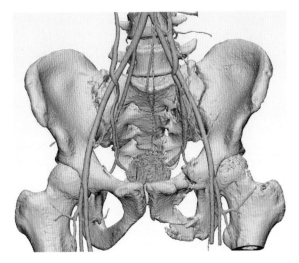

图 8-5　双侧髂血管、输尿管正常

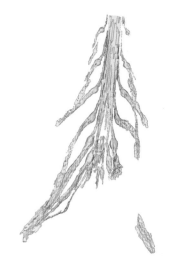

图 8-6　腰骶丛神经 MRN 三维重建

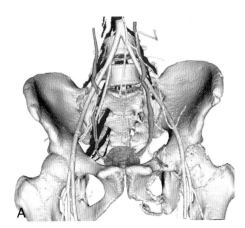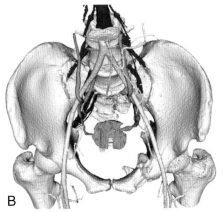

A　　　　　　　　　　　B

图 8-7　骨性结构、血管、神经、输尿管联合重建
A. 正面；B. 入口位

（一）病情特点

1. 陈旧性经左侧骶孔骶骨骨折，侧方压缩畸形愈合，无明显纵向移位，双下肢等长。

2. 伤后 7 个月查体左足背伸、跖屈肌力 0 级，左膝以远感觉消失。

3. 骨盆 CT 检查：左侧骶骨陈旧性骨折，左侧 S_1 孔明显狭窄变小。

4. 骨性结构、血管、神经、输尿管联合重建显示左侧腰骶丛神经在骶骨前方连续性完全中断。

5. 诊断明确，临床表现与影像学资料相符，手术指征明确。

（二）手术过程

选择控制性降压和充分的肌肉松弛，选择 LRA 显露。

1. 通过中间窗显露骶髂关节后，将髂血管牵拉向内侧，腰大肌向外侧牵拉，在骶髂关节的内前方见闭孔神经连续性完好，无明显损伤迹象；沿髂血管与腰大肌间隙向近端分离，见骶髂关节前方瘢痕组织增生严重；仔细分离瘢痕组织，于近 L_5/S_1 椎间孔处找到腰 5 神经根和腰骶干神经，仔细向骶前分离，清理包裹束缚腰骶干神经的瘢痕结缔组织，解除对腰骶干神经的卡压。分离腰骶干神经至坐骨大孔处，见神经组织周围无瘢痕卡压，腰骶干神经连续性完好，神经组织明显纤细，直径远小于闭孔神经。

2. 通过 LRA 的骶前窗显露骶前正中，将髂血管束拉向外侧，沿其内侧间隙找到骶胛后顺骨膜表面向下、向外小心分离，见 S_1 神经孔基本闭合，仔细分离未找到 S_1 神经根，检查无活动性出血后放置明胶海绵止血，停止寻找 S_1 神经根。

3.再次检查见腰骶干神经明显松弛游离后伤口无活动性出血，放置引流管全层缝合腹壁肌肉，缝合皮肤。手术顺利，术中出血 400ml，术野清晰；手术时间 70 分钟。术后病情稳定，无发热，无血管、神经损伤加重等临床并发症。

（三）术后随访

术后患者无明显不适，术后 1 周伤口愈合好，开始下地行走；术后 2 周自诉左膝以下感觉开始缓慢恢复，并渐渐向远端延伸，肌力仍无改变，术后 3 个月左小腿感觉基本恢复，背伸肌力由 0 级恢复至 1 级，随访中。

第二节　前路骨折端清理、神经探查减压术

部分侧方挤压损伤导致的骨盆骨折由于挤压伤导致骶骨翼的粉碎骨折，骨折块向骶骨耳状面突出，导致表面的腰骶干神经及 S_1 神经根牵拉损伤。患者可表现为盆部的顽固性疼痛加重、下肢运动障碍进一步加重。由于骨盆骨折后垂直移位不明显，神经损伤为不完全性损伤，有学者认为神经功能可自行恢复，不需要手术干预。如果影像学检查示骶前有突出骨块卡压腰骶干神经，不进行骨折块的清理可影响神经功能恢复，早期行神经探查、松解手术，可避免陈旧性骨折后因瘢痕组织粘连、骨痂生长包裹等加重神经损伤。

一、手术方法

由于骨折无明显纵向移位，手术只需行骨痂清理、神经松解，如果骨折愈合不良，清理后可行骨折原位固定。LRA 能清楚显露骶髂关节周围的血管、神经，能直视下进行止血、神经松解。陈旧性骨折清理骨痂时出血较多，可术前行髂内动脉栓塞，或术中结扎髂内动脉，并能清洁术野，避免神经、血管的医源性损伤。

二、临床病例

患者，女，51 岁，于 2 个月前因车祸致胸部、左侧盆部伤，当时呼吸困难，左侧盆部疼痛、伴左下肢麻木、疼痛、活动受限入当地医院治疗，诊断为：创伤性湿肺、骨盆骨折（Tile C1.3 型）、膀胱破裂；予以对症治疗，病情稳定后因左下肢神经症状无缓解，于伤后 2 个月转入我院。入院查体：双侧骨盆环不对称，骨盆挤压、分离试验（±），双下肢不等长。左足背伸、跖屈肌力 0 级、痛觉过敏、活动不能；大便功能正常，小便置有尿管。骨盆正位片（图 8-8）及 CT 扫描三维重建（图 8-9）检查：左侧骶骨陈旧性骨折，可见 Denis Ⅱ 区骨折线影，未见愈合征象；左侧 S_1 椎体耳状面压缩并明显向前方突出，大量骨痂生成，左侧 S_1、S_2 神经孔明显受压；耻骨联合粉碎性骨折并移位；3D 打印 1∶1 骨盆模型（图 8-10）清楚显示骨折状态。诊断：陈旧性骨盆骨折（Tile C1.3 型）合并腰骶丛神经损伤；膀胱破裂。

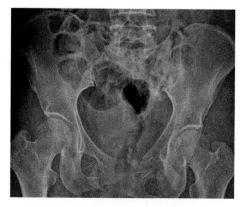

图 8-8　术前骨盆 X 线检查

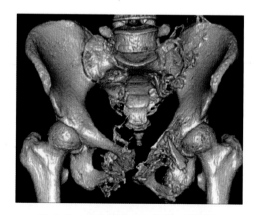

图 8-9　术前骨盆 CT 扫描三维重建

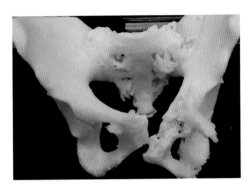

图 8-10　3D 打印 1 ∶ 1 骨盆模型

（一）病情分析

1. 陈旧性骨盆骨折 2 个月，左侧 S_1、S_1 孔明显受压，骶骨翼压缩骨折并向前突出，大量骨痂生长。

2. 左侧坐骨神经完全损伤症状，8 周无缓解。

3. 耻骨联合粉碎性骨折、移位，可能刺入膀胱。

4. 手术骨折复位固定、神经探查指征明确。压迫明显来自骶骨翼前方，可选择前路骨痂清理、骶孔扩大成形、神经减压术＋骨折原位内固定。

（二）手术过程

1. 手术前 2 小时行左侧髂内动脉栓塞术，栓塞目的是减少手术探查减压时的出血，保证术区术野清晰，便于辨别神经根。

2. 全身麻醉下取平卧位，经 LRA 的中间窗显露骶髂关节，清除骶前骨痂，将突出移位骨折块一同去除，分离松解腰骶干神经。

3. 经骶前窗显露 S_1 孔，将髂血管牵拉向外侧，经髂血管内侧间隙显露至骶前，找到 S_1 孔及 S_1 神经根，将 S_1 神经孔周围压迫的骨块去除，并行 S_1 孔扩大成形术，松解 S_1 神经根。

4. 腰骶干、S_1 神经根完全松弛后，活动骨盆环见左侧骶髂关节骨折处异常活动，行左骶髂关节融合固定术；将腰骶干神经根向前提起，于骶前跨骶髂关节沿真骨盆环缘和上方各放置一块重建钢板 40° 固定。

5. 前环固定：通过 LRA 内侧窗显露耻骨联合周围骨折区，探查见骨折块刺入膀胱，复位骨折并缝合膀胱，耻骨联合周围骨折用解剖重建钢板固定，耻骨联合后放置引流管；冲洗伤口后彻底止血，关闭伤口。

（三）术后随访

术后病情稳定，无发热，无血管、神经损伤加重等临床并发症；复查骨盆 X 线（图 8-11）及 CT 扫描三维重建（图 8-12）显示骨盆环结构正常，骶前移位骨块及大量骨痂已经消失，骶前跨骶髂关节钢板及耻骨联合钢板固定位置正常。术后当日感觉左下肢明显轻松，耻骨后方引流管出现尿漏，经处理后 2 周消失，伤口愈合拆线。术后 1 周左下肢感觉恢复正常，术后 8 周扶双拐行走；左下肢肌力于术后 1 个月开始逐渐恢复，术后 6 个月背伸肌力恢复至 4 级，跖屈肌力完全恢复，行走基本正常。术后 18 个月在当地医院复查 X 线示骨盆环骨折愈合，内固定无松动，无骨折复位丢失（图 8-13）。术后 3 年返广州务工时复查示神经功能完全恢复，复查骨盆 X 线（图 8-14）及 CT 检查（图 8-15）示骨折愈合良好，骶骨前方及 S_1 孔光滑圆润。

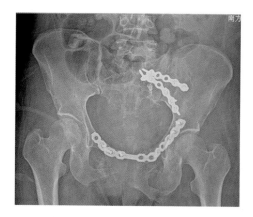

图 8-11 术后复查骨盆 X 线片

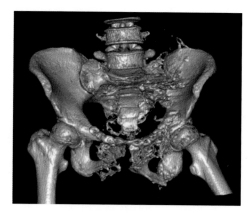

图 8-12 术后复查骨盆 CT 扫描三维重建

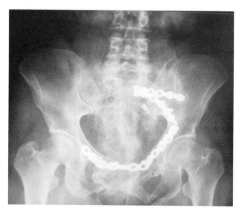

图 8-13 术后 18 个月复查骨盆 X 线片

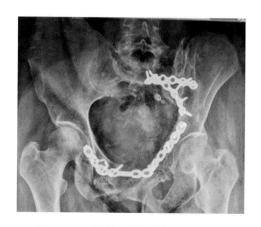

图 8-14 术后 3 年复查骨盆 X 线片

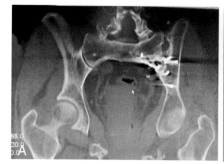
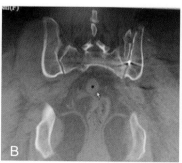
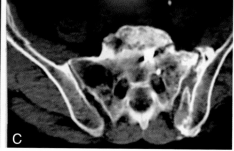

图 8-15 后术 3 年复查骨盆 CT
A、B.冠状位；C.横断位

第三节 前路骨折截骨复位神经探查减压术

　　骨盆骨折合并神经损伤多为骨折严重移位后导致的神经牵拉损伤，由于伤后误诊或病情严重导致陈旧性骨盆骨折畸形愈合或不愈合，患者因顽固性疼痛、畸形、神经功能障碍等就诊。陈旧性骨盆骨折合并神经损伤的手术风险大、手术难度高、术中出血多，且手术效果不确切。陈旧骨盆骨折截骨相对容易，但软组织重度挛缩松解较为困难；合并的神经损伤由于损伤时间长，瘢痕组织粘连严重，神经探查松解更为困难，同时神经损伤时间久后可能存在神经变性，因此即使手术成功，神经功能恢复效果也不确切。

　　陈旧性骨盆骨折合并神经损伤患者入院后首先要明确骨盆骨折是否存在畸形、骨折是否愈合、神经损伤的性质、神经损伤可能的原因等；其次要明确骨盆骨折是否要复位固定、骨折能复位的程度、神经损伤是否要减压、神经探查的手术入路等。要详细了解初次受伤时的受伤机制、原始影像学资料、详细的治疗过程，认真分析患者目前骨折状况、需手术截骨的部位、截骨方式及重建方式、软组织松解方法、神经探查方法等，评估手术能达到的预期效果。手术前完善骨盆的 CTA、腰骶丛神经的 MRN 等检查，确认神经损伤的部位，损伤性质（骨折移位的牵拉、骨折端的卡压、软组织挛缩造成的压迫）等，神经损伤为完全性神经损伤还是不完全性损伤。建议术前 3D 打印骨折模型，并在模型上进行模拟截骨手术，并对截骨矫形后模型进行固定，预弯钢板以缩短手术时间，减少术中出血，提高骨折截骨矫形的精准度。

一、手术方法

（一）截骨部位

陈旧性骨盆骨折畸形愈合或不愈合截骨部位有：①经过原始骨折线截骨；②经骶髂关节周围截骨；③经髂骨截骨。伤后时间不长、能辨别骨折线或骨折未愈合建议选择原始骨折线进行截骨，符合解剖结构的恢复；骨折已经完全愈合，则视骨折畸形情况选择最容易矫正、出血少、截骨后便于固定的部位截骨，骶髂关节周围截骨相对简单。

（二）截骨方式

经前方入路由前向后截骨、经后方入路由后向前截骨、前后联合入路联合截骨。由于骶前有丰富的血管、神经组织，由后向前截骨损伤血管、神经风险风险较大，且不能同时进行神经探查松解。经前方入路由前向后截骨可进行髂内动脉结扎术以控制出血。

（三）复位固定方式

移位大的陈旧性骨盆骨折，由于长期处于脱位状态，周围肌肉、软组织挛缩严重，尤其是腰大肌、骶棘韧带、骶结节韧带等挛缩后截骨也较难复位。纵向移位＜3cm 的陈旧性骨盆骨折，可选择前方开放截骨、软组织松解，如果下肢牵引复位困难，建议选择 301 骨盆随意复位架辅助牵引复位、骶前钢板结合骶髂螺钉进行固定；纵向移位＞3cm 的陈旧性骨盆骨折，建议选择后路经骶髂关节截骨，后路腰髂撑开复位固定。

（四）神经探查方式

神经损伤的探查方式应根据神经受压的部位决定。陈旧性骶骨骨折合并骶管占位导致大小便及性功能障碍者由于受伤时间长，晚期行骶管减压效果差；陈旧性骨盆骨折合并神经损伤大多为腰骶丛神经损伤，临床表现为盆骶部的顽固性疼痛、下肢神经功能障碍；受损伤的神经多为腰骶干神经、S_1 神经根、S_2 神经根，建议选择前方 LRA，通过中间窗和骶前窗能较好地显露神经的走行。

二、临床病例

患者，女，21 岁，于 3 个月前因车祸被车轮辗压致盆部伤，当时昏迷，背部臀部广泛软组织辗压撕脱、直肠脱出。在外院行多次手术，病情相对稳定后，因骨盆畸形、疼痛，双下肢不等长，右足下垂、感觉运动丧失，于伤后 3 个月来我院。入院查体：腹部正中一探查切口，左下腹部有一肠造瘘口（图 8-16）；骨盆双侧不对称，腰背部及骶尾部布满植皮后创面瘢痕（图 8-17），骨盆挤压分离试验（+），双下肢不等长，右下肢短缩约 2cm；右足足下垂畸形，右小腿外侧及足背感觉消失，足趾及踝背伸不能，跖屈可，双侧髋膝关节均明显僵硬，左足功能正常。入院行骨盆 CTA 检查（图 8-18）示双侧髂血管走行正常，右侧骶髂关节脱位、骶骨翼骨折，呈"漂浮骶骨翼"，整个右侧髂骨上移；腰骶丛 MRN（图 8-19）检查示右侧腰骶干神经骶骨翼前方明显受压，连续性存在。入院诊断：①陈旧性骨盆骨折（漂浮骶骨翼损伤）；②右腰骶干神经完全性损伤；③直肠造瘘术后；④双侧髋膝关节僵硬。

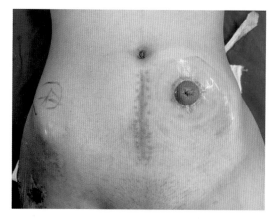

图 8-16　腹部切口、肠造瘘口

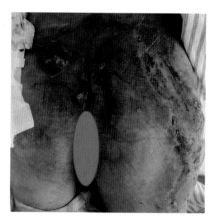

图 8-17　创面瘢痕

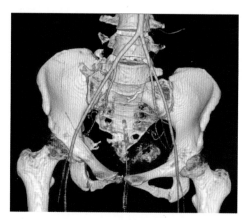

图 8-18　骨盆 CTA 检查

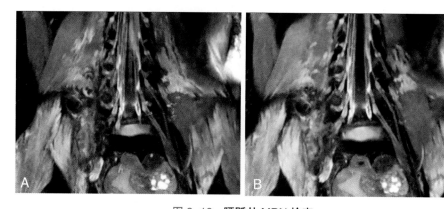

图 8-19　腰骶丛 MRN 检查

A、B. 不同层面

（一）病情特点

青年女性，伤后 3 个月，消瘦体形；骨盆环畸形明显，右侧骶髂关节脱位、骶骨翼骨折向前方突出，呈漂浮状，骨折未愈合；整个右侧半骨盆向后上移位，造成长短足畸形；右侧腰骶干神经完全损伤表现 3个月无恢复迹象。直肠造瘘术后；腰背部臀部广泛贴骨瘢痕，双侧髋膝关节僵硬。患者右侧骶髂关节脱位后半骨盆后上移，由于骶骨翼骨折后挤压导致其向前方脱出形成游离状，因此骨折愈合困难；向前方突出的骶骨翼骨块导致腰骶干神经的牵拉损伤。因后方广泛软组织瘢痕，手术方式只能选择前方入路，复位固定骶髂关节、骶骨翼骨折，同时松解腰骶干神经。

（二）手术过程

全身麻醉下取平卧位，术中控制性降压及充分肌肉松弛。选择右侧 LRA，消毒左侧直肠造瘘口后用手术膜封闭，术区消毒，右下肢消毒包扎后供术中牵引复位用，备 301 骨盆随意复位架。通过右侧 LRA 的中间窗显露右侧骶髂关节的髂骨侧，见骶髂关节分离状，内侧的骶骨翼向前方移位。沿游离的骶骨翼骨膜下小心分离，找到受牵拉压迫的腰骶干神经，神经牵拉较紧，已变得纤细；分离并保护腰骶干神经后将游离状态的漂浮骶骨翼充分分离并取出，显露整个骶髂关节间隙。沿骶髂关节间隙截骨，彻底截断髂骨与骶骨的骨性连接。此时内外翻去髂骨较容易，但牵引右下肢基本无下移，切断骶棘韧带止点后仍不能牵拉。安装 301 骨盆复位架进行辅助下肢牵拉，外旋髂骨翼；见右侧半骨盆下移明显，透视骨盆入口、出口位见右侧髂骨基本复位，外旋髂骨翼，将取出的漂浮骶骨翼骨块放回原处；见骨折复位及骶髂关节脱位均复位良好，取出骶骨翼骨块，经皮置入右侧 S_1 骶髂螺钉导针，导针穿出髂骨进入骶髂关节间隙后观察导针位置理想（打入 2 根 S_1 骶髂螺钉导针）放回骶骨翼骨块，再将导针置入，穿过骶骨翼骨折后置入骶骨体（图 8-20）。直视见骶髂关节脱位及骶骨翼骨折复位满意，透视见 2 根 S_1 骶髂螺钉导针均位置理想后拧入相应长度的 2 枚骶髂螺钉固定（图 8-21）；松弛下肢牵引见骨折固定稳固。于骶骨翼前方找到腰骶干神经，向近、远端进行彻底游离。神经完全松解后检查无活动性出血，关闭手术切口。手术顺利，术中出血 400ml，手术时长 120 分钟。

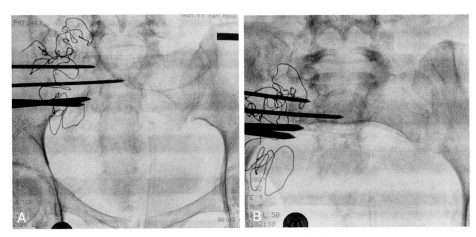

图 8-20 透视下置入 S_1 骶髂螺钉导针

A. 正位；B. 入口位

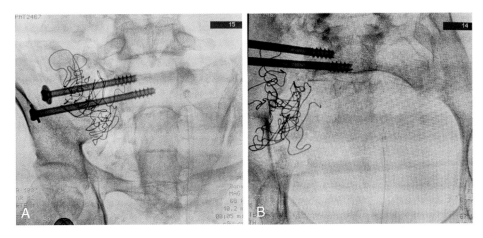

图 8-21 骶髂螺钉固定

A. 出口位；B. 入口位

（三）术后随访

患者术后双下肢恢复等长，无下肢神经损伤加重及血管损伤表现，伤口愈合好。复查骨盆X线（图8-22）及CT扫描三维重建（图8-23）示骨盆环基本恢复正常，右侧骶骨骨折复位良好，骶髂关节脱位完全纠正，2枚S_1骶髂螺钉位置好。术后1周患者右下肢感觉开始缓慢恢复，术后1个月右足感觉基本恢复，开始有右足趾背伸动作，术后3个月复查示骨盆骨折愈合（图8-24），右足趾背伸、踝背伸肌力达4级，恢复行走。

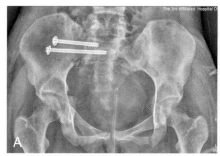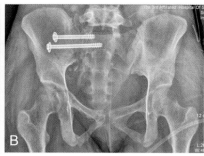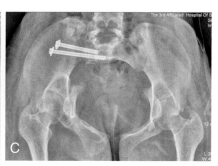

图 8-22　术后复查骨盆 X 线片
A. 正位；B. 出口位；C. 入口位

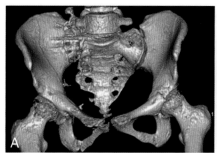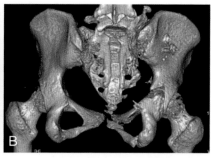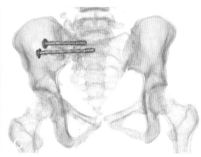

图 8-23　术后复查骨盆 CT 扫描三维重建
A. 前面；B. 后面；C. 透明

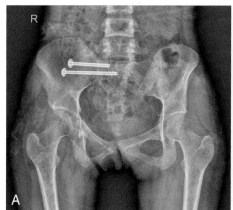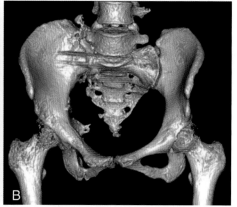

图 8-24　术后 3 个月复查
A. 骨盆正位；B. 骨盆 CT 扫描三维重建正面

第四节　前路骨折截骨复位神经探查减压术 + 后路腰髂撑开复位固定术

　　移位严重的骨盆骨折畸形愈合后由于腰大肌、骶棘韧带、骶结节韧带及腰背部肌肉挛缩严重，行截骨松解后骨折移位仍难以矫正。如果截骨分离后下肢牵引仍不能复位，可辅助 301 骨盆随意复位架进行辅助复位，或后路腰髂撑开复位固定，后路腰髂撑开复位的力量远远大于下肢的牵引复位。

　　临床病例：患者，男，39 岁，以"车祸致伤后全身多处、盆骶部疼痛、双下肢功能障碍 4 月余"入我院。患者于 4 个多月前因车祸致伤全身多处，当时昏迷，诊断为：骨盆骨折合并腰骶丛神经损伤、肠破裂、尿道断裂、膀胱破裂、四肢多发骨折等抢救。行结肠造瘘、膀胱造瘘、四肢骨折复位固定等多项手术，病情相对稳定后，因骨盆畸形、疼痛，双下肢不等长，右足下垂、感觉运动丧失转入我院。入院查体：极度消瘦；腹部正中探查切口，耻骨联合上方留有膀胱造瘘管，左下腹部有结肠造瘘口；骨盆双侧不对称，右侧半骨盆上移明显，骨盆挤压分离试验（+），双下肢不等长，右下肢短缩约 3cm；右下垂畸形，右小腿外侧及足背感觉消失，足趾及踝背伸不能，跖屈乏力（小腿三头肌肌力 2 级），双下肢肌肉明显萎缩，左足活动可。入院行骨盆 X 线（图 8-25）及 CT 扫描三维重建（图 8-26）显示右侧骶髂关节脱位、整个右侧髂骨后上移位明显，耻骨联合周围多发骨折移位；腰骶丛 MRN 检查（图 8-27）示右侧腰骶干神经骶骨翼前方明显受压，走行路径改变，连续性存在。入院诊断：①陈旧性骨盆骨折（右骶髂关节脱位、耻骨联合周围多发骨折移位）；②右腰骶干神经完全性损伤、S_1 神经不全损伤；③结肠造瘘术后；④尿道断裂膀胱造瘘术后。

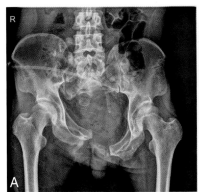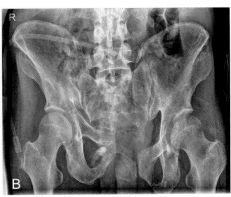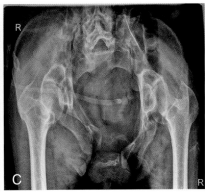

图 8-25　术前骨盆 X 线片

A. 正位；B. 出口位；C. 入口位

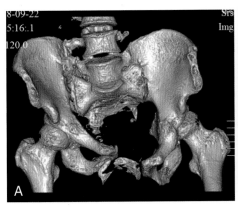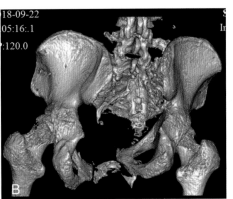

图 8-26　术前骨盆 CT 扫描三维重建

A. 正面；B. 后面

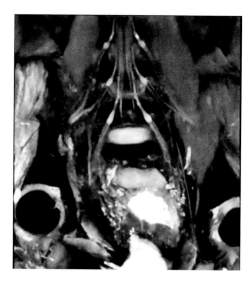

图 8-27　术前腰骶丛 MRN 检查

（一）病情特点

青年男性，伤后 4⁺ 个月，消瘦体形；右腰骶干神经完全性损伤、4 个月无恢复；骨盆环畸形明显，双下肢不等长，右侧骶髂关节脱位、耻骨联合周围多发骨折移位，右侧半骨盆后上移位明显；结肠造瘘术后；尿道断裂、膀胱造瘘术后。患者右侧骶髂关节脱位后半骨盆后上明显移位；同时可能因骨折移位造成腰骶干神经、S₁ 神经根的牵拉损伤，周围广泛软组织瘢痕加重对神经的卡压。如果选择后路经骶髂关节截骨，则对前方瘢痕组织造成的神经卡压无法进行松解；选择前方入路，复位固定脱位的骶髂关节、耻骨联合周围骨折，同时松解腰骶干神经。

（二）手术过程

全身麻醉下取平卧位，术中控制性降压及充分肌肉松弛。消毒左侧直肠造瘘口后用手术膜封闭，术区消毒，右下肢消毒包扎后供术中牵引复位用，备 301 骨盆随意复位架。通过右侧 LRA 的中间窗显露右侧骶髂关节，见骶髂关节分离，髂骨侧明显上移。沿骶髂关节骶骨侧骨膜下小心分离，见受牵拉压迫的腰骶干神经牵拉较紧，已变得纤细；分离并保护腰骶干神经。沿骶髂关节间隙进行分离，彻底截断髂骨与骶骨关节面的软组织联结。此时髂骨翼较松动，但牵引右下肢基本无下移。切断骶棘韧带止点后仍牵拉不动，安装 301 骨盆复位架进行辅助下肢牵拉，仍然不能牵拉复位。改经耻骨联合 Pfannenstiel 切口显露双侧耻骨支骨折端进行骨折端及周围组织松解，辅助骨盆复位架下拉右侧半骨盆，勉强复位耻骨联合周围骨折，行双钢板固定。由于骶髂关节脱位仍不能满意复位，于是决定行二期后路腰髂撑开复位。由泌尿外科进行尿道会师手术。术后回病房行右股骨髁上大重量牵引。

一期手术后患者病情稳定，复查骨盆 X 线（图 8-28）示右侧骶髂关节脱位仍明显，患者下肢神经功能无变化。于术后 1 周再次行后路手术。行后路正中偏右切口，椎旁肌间隙显露右侧 L₄、L₅ 椎弓根钉进钉点并置入右侧椎弓根螺钉，显露右髂后上棘后置入髂骨钉，安装闭口万向螺钉后行后路腰髂撑开，约开 2cm，透视见骶髂关节仍未完全复位，反复撑开未果，遂行后路腰髂固定。

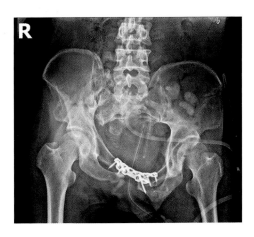

图 8-28　一期术后复查骨盆 X 线片

（三）术后随访

患者术后双下肢恢复等长，无下肢神经损伤加重及血管损伤表现，伤口愈合好。复查骨盆 X 线（图 8-29）示骨盆环结构大致恢复，右侧骶髂关节脱位未完全纠正。术后 2 个月患者右下肢感觉开始缓慢恢复，术后 6 个月右足感觉基本恢复。术后 3 个月复查示骨盆骨折愈合，术后 4 个月右足跖屈功能基本恢复正常，开始有足趾背伸动作，扶拐练习行走。术后 3 年骨盆 X 线（图 8-30）复查时右下肢功能恢复正常，跑跳活动正常，取出内固定。

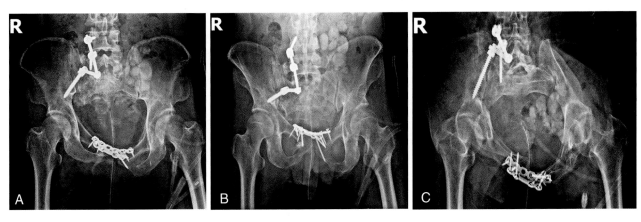

图 8-29　二期术后复查骨盆 X 线片
A. 骨盆正位；B. 出口位；C. 入口位

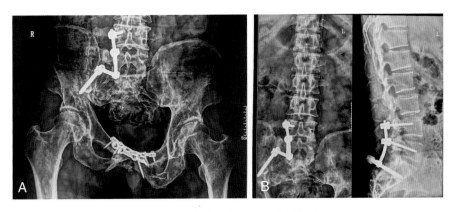

图 8-30　术后 3 年复查骨盆 X 线片
A. 骨盆正位；B. 腰椎正侧位

受伤至手术时间小于 3 周（有文献认为是小于 2 周）的骨盆骨折为新鲜，大于 2 个月的为陈旧性骨盆骨折，3 周至 2 个月的为亚陈旧性骨盆骨折，其特点是骨折断端有纤维软骨痂形成，并无真正的新骨性愈合。

新鲜骨盆骨折伤后时间短，骨折端无明显骨痂生长及纤维组织连接，骨折复位相对容易，大多数可行闭合复位、微创固定；新鲜骨盆骨折合并腰骶丛神经损伤后骨折端血肿还没有机化，瘢痕组织也没有明显增生。开放手术神经减压松解相对容易。陈旧性骨盆骨折已有明显的骨性愈合（少部分为不愈合，但也有骨性组织生长），闭合复位几乎不可能，常需要开放截骨才能复位；如果骨盆骨折合并腰骶丛神经损伤时间超过 2 个月没有恢复迹象，则神经功能恢复的概率很低；因骨折端骨痂生长、瘢痕组织增生等因素，神经松解较为困难。

亚陈旧性骨盆骨折合并腰骶丛神经损伤是手术探查神经减压松解手术的指征，如果后环移位较大，可通过后路腰骶撑开达到骨折的有效复位，一般不需要进行截骨处理。亚陈旧性骨盆骨折合并腰骶干神经完全损伤在后路腰骶撑开复位后前路行神经探查减压术。亚陈旧性骨盆骨折合并 S_1 神经根的损伤建议按陈旧性骨盆骨折处理。骶骨骨折合并大小便功能障碍可结合术前影像学表现，行后路腰骶撑开复位固定，骶管扩大减压术。

第一节　后路腰骶撑开复位、前路神经探查减压术

亚陈旧性骨盆骨折常规闭合复位较困难。一般需要开放清理骨折端，借助辅助手段才能完成移位骨折的复位，平卧位的下肢牵引，如 301 骨盆随意复位架牵引，撑开复位的力量远小于后路腰骶撑开。后路撑开装置有两种：腰髂撑开系统（图 9-1）和腰骶撑开系统（图 9-2），腰髂撑开系统是指髂骨钉经髂后上棘置入，通过转接棒与脊柱棒相连接；腰骶撑开系统是指髂骨钉经骶骨斜向外下，穿过骶髂关节的骶骨翼髂骨螺钉（SAI 螺钉），穿透 3 层骨皮质。由于腰骶撑开系统中骶骨钉与腰椎钉处于一条线上，不经过转接棒，因此撑开的力量显著增加，对髂骨的旋转畸形及骶尾椎的前凸畸形进行矫正较为容易，骶骨钉不会使髂后上棘表面的皮肤出现顶皮现象。骶骨 H 形骨折、骶管占位合并大小便功能障碍者也可同时进行骶管探查减压术。

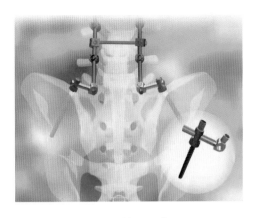

图 9-1　**腰髂撑开系统**

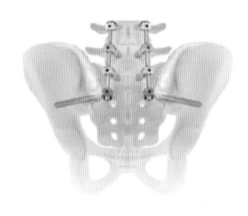

图 9-2　**腰骶撑开系统**

一、手术方法

俯卧位行后路腰骶撑开复位固定后平卧位行骶前神经探查松解，如果合并前环损伤则一起处理。

二、临床病例

患者，女，16 岁，于 19 天前因车祸致伤骶尾部及胸腹部后呼吸困难，入当地医院治疗，诊断为：创伤性湿肺、骶骨 H 形骨折、腹部挫伤并肠破裂；给予剖腹探查直肠造瘘、胸腔闭式引流等对症治疗，病情稳定后因盆部疼痛、畸形、右下肢神经功能障碍于伤后 19 天转入我院。入院查体：腹部伤口未愈合，左下腹有直肠造瘘管，双侧骨盆环不对称，骨盆挤压、分离试验（+），双下肢不等长。右足趾背伸肌力 0 级、足背痛觉过敏，跖屈可；大小便功能正常。CT 扫描三维重建（图 9-3）及骨盆正位片（图 9-4）检查：骶骨 H 形骨折，右侧骶骨翼上移明显，右侧腰 5 横突骨折；左侧骶骨翼骨折，上移不明显，耻骨联合周围骨折移位；S_2 椎体处横断，骶管有占位但未完全堵塞。诊断：陈旧性骶骨 H 形骨折合并右侧腰骶干神经损伤；直肠造瘘术后。入院后处理腹部未愈合伤口、皮肤缺损，病情控制稳定后于伤后第 33 天行骨盆骨折手术。

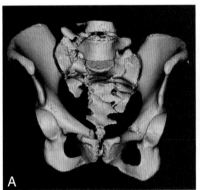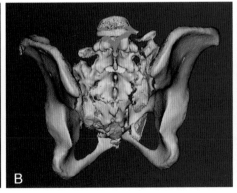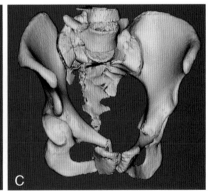

图 9-3　**骨盆 CT 扫描三维重建**
A. 正面；B. 后面；C. 内侧面

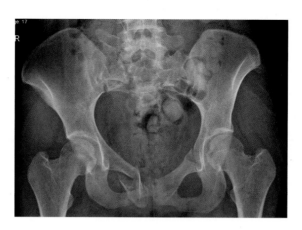

图 9-4　骨盆正位片

（一）病情分析

陈旧性骶骨骨折 19 天入院，伤后第 33 天手术；右侧骶骨翼上移明显，右腰骶干神经完全损伤症状，4 周 ⁺ 无缓解；耻骨联合周围骨折、移位；S_2 椎体横行骨折、骶管有占位。结合患者症状、查体及影像学表现诊断明确，骨折复位固定、神经探查指征明确。右侧腰骶干神经损伤为右侧骶骨翼严重上移导致神经牵拉损伤，并伴有软组织瘢痕增生造成的神经卡压；无大小便功能障碍，无骶管探查指征。手术方式为后路腰髂撑开骨折复位固定、前路耻骨联合切开复位固定、腰骶干神经探查术。

（二）手术过程

1. 俯卧位后正中切口，显露两侧 L_4、L_5 椎弓根螺钉进钉点并置入双侧 L_4、L_5 椎弓根螺钉，在髂后上棘内侧骨面开槽置入髂骨钉，通过转接棒连接后行后路撑开复位，透视见骶骨骨折复位理想后后路腰髂固定（图 9-5）。

2. 平卧位，取耻骨联合上方皮肤横切口，皮下按 Stoppa 入路显露双侧耻骨支及耻骨联合，松解耻骨支骨折周围瘢痕组织后复位，耻骨联合前方放置钢板固定（图 9-6）。

3. 经右侧 LRA 中间窗进行右侧腰骶干神经探查，见腰骶干神经包裹于瘢痕组织中，骨折经后方撑开复位后神经卡压并无松解，仔细分离神经周围瘢痕组织，充分松解腰骶干神经。

4. 腰骶干神经完全松弛后活动骨盆环，见骨盆环固定稳定；冲洗伤口后彻底止血，关闭伤口。

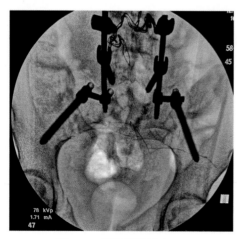

图 9-5　后路腰髂固定

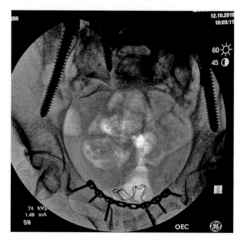

图 9-6　耻骨联合前方放置钢板固定

（三）术后随访

术后病情稳定，无医源性神经损伤加重等临床并发症，双下肢恢复等长。复查骨盆 X 线（图 9-7）示骨盆环结构基本恢复正常。术后当日感觉右下肢明显轻松。术后 1 周右下肢感觉开始部分缓慢恢复，术后 8 周扶双拐行走；右下肢肌力于术后 1 个月开始逐渐恢复，感觉基本恢复正常；术后 6 个月背伸肌力恢复至 4 级行走基本正常。术后 18 个月在当地医院复查骨盆正位 X 线片示骨盆环骨折愈合，内固定无松动，无骨折复位丢失（图 9-8）；右下肢肌力、感觉、运动完全正常，取出内固定装置（图 9-9）。术后 3 年复诊无不适主诉。

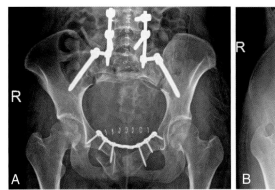
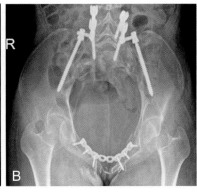
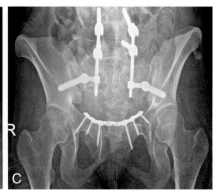

图 9-7　术后复查骨盆 X 线片
A. 正位；B. 入口位；C. 出口位

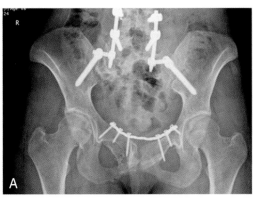
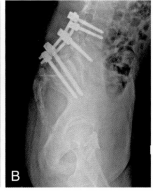

图 9-8　术后 18 个月复查骨盆 X 线片
A. 正位；B. 侧位

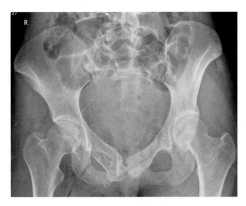

图 9-9　取出内固定装置

第二节　前路截骨复位、神经探查减压术

亚陈旧性骨盆骨折合并腰骶丛神经损伤如果神经功能没有恢复，说明神经损伤超过 3 周，神经卡压持

续存在，手术探查神经减压松解的手术指征明确；如果影像学表现神经卡压位于骶前或骨盆腰骶丛 MRN 检查证实神经损伤位于骶前，骶骨前方有明显的骨折块移位压迫腰骶干神经，则需要前路进行截骨处理，减压神经的同时松解包裹神经的周围瘢痕组织、血肿机化组织。

一、手术方法

LRA 中间窗显露骶髂关节，根据骨折块突出的部位，在显露腰骶干神经并加以保护后分离骨折块并咬除，通过截骨后复位骨折可解除对神经的压迫，截骨矫形、复位并固定骨盆后环，检查腰骶干神经，如果有软组织卡压则小心松解。

二、临床病例

患者，男，48 岁，40 天前不慎被汽车撞伤并辗压盆部在当地医院抢救，诊断为：①创伤失血性休克；②骨盆多发骨折；③尿道断裂；④左侧下肢神经损伤。急诊行外固定支架固定＋膀胱造瘘术；于伤后第 7 天在当地医院泌尿外科行尿道会师术，骨盆畸形及左下肢神经损伤未处理，求进一步诊治于伤后 40 天转入我院。入院检查：腹正中一约 20cm 长手术切口，骨盆行外固定支架固定，双侧髂嵴不等高，左下肢短缩 1cm，左足背伸不能；骨盆挤压分离试验（＋），左足趾血供正常、痛觉过敏、背伸肌力 0 级，右侧下肢肌力、感觉、运动正常。骨盆 X 线检查（图 9-10）及骨盆 CT 扫描三维重建（图 9-11）示双侧耻骨上下支骨折、移位并形成骨痂，左侧分离明显；右侧骶骨 Denis Ⅱ区粉碎性骨折并向后上移位，程度不大、左骶骨翼骨折并向前下翻转脱位，左骶髂关节向后上脱位。术前诊断：①陈旧性骨盆骨折（Tile C3.3 型）；②左侧腰骶干神经损伤；③尿道断裂会师术后。

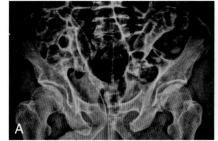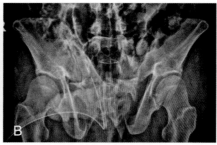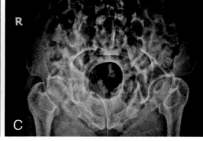

图 9-10　骨盆 X 线片

A. 正位；B. 出口位；C. 入口位

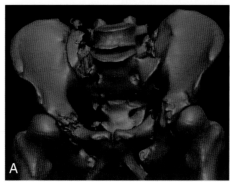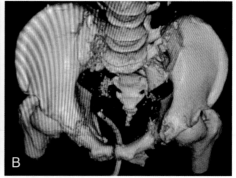

图 9-11　骨盆 CT 三维重建检查

A. 正面；B. 入口位

（一）病情分析

双侧骶骨骨折移位并左侧骶髂关节脱位；左骶丛神经不完全损伤，40 天未恢复，运动功能完全消失，痛觉过敏；双侧耻骨上下支骨折，左侧分离移位明显；合并尿道断裂会师术后，影响手术切口及手术方式的选择。患者左侧骶髂关节陈旧性脱位需开放复位，前路复位较后路直接，可选择左侧腹直肌外侧入路进行骨折截骨复位、神经探查松解；右侧骶骨骨折移位较轻，可借助 Starr 闭合复位，后环选择贯穿 S_1 或 S_2 骶髂螺钉固定，左侧前环可选择重建钢板固定。

（二）手术过程

全身麻醉后左侧下肢连同腹盆部消毒、铺无菌单。取左侧 LRA 显露左侧骶髂关节并截骨复位骶骨翼骨折，克氏针临时固定（图 9-12），直视＋透视下见左侧骶髂关节骨折脱位复位满意后置入 S_1、S_2 骶髂螺钉导针至骶骨中线（图 9-13）；进行左侧腰骶干神经、闭孔神经的神经减压、松解；经同一切口显露左侧耻骨支，清理骨折端后复位，重建钢板固定；骨盆随意复位架复位右侧骶骨骨折移位后，将左侧 S_2 骶髂螺钉导针贯穿至右侧骶髂关节（图 9-14），辅助外固定架加强固定。

（三）术后随访

术后病情稳定复查骨盆正位、入口位、出口位 X 线（图 9-15）及 CT 检查（图 9-16）示骨折脱位复位满意。左下肢感觉于手术后 2 周恢复正常，术后 3 周开始缓慢恢复运动功能，3 个月背伸肌力达 4 级，开始行走。术后 1 年复查，双下肢肌力、肌张力均恢复正常水平；患者行走正常，双侧髋、膝关节功能完全恢复。

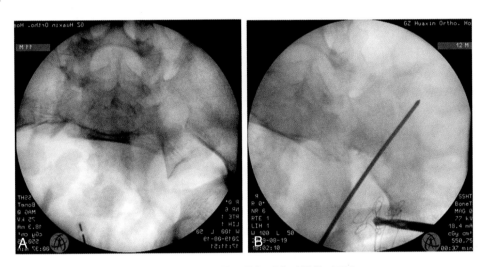

图 9-12　复位骶骨翼骨折后克氏针临时固定

A. 复位前骨盆入口位；B. 复位后骨盆入口位

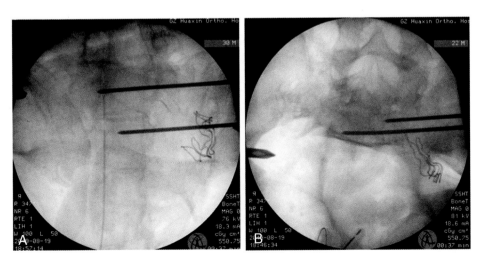

图 9-13　S_1、S_2 骶髂螺钉导针至骶骨中线

A. 出口位；B. 入口位

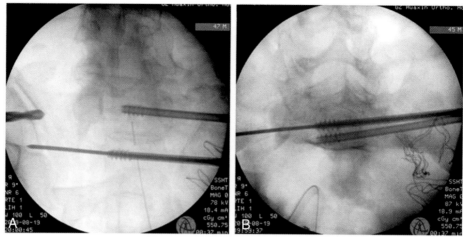

图 9-14　左侧 S_2 骶髂螺钉导针贯穿至右侧骶髂关节

A. 出口位；B. 入口位

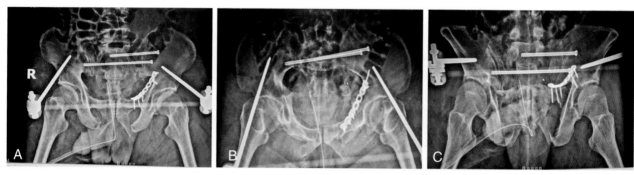

图 9-15　术后复查骨盆 X 线片

A. 正位；B. 入口位；C. 出口位

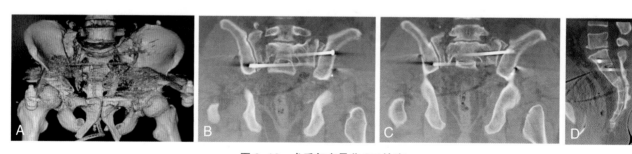

图 9-16　术后复查骨盆 CT 检查

A. 正面；B、C. 冠状位；D. 矢状位

第三节　前路骨折端清理复位固定、神经探查减压术

一、手术方法

LRA 中间窗显露骶髂关节周围组织，显露腰骶干神经并加以保护后，清理骨折端软组织并进行骨折间松解，借助不同方法进行骨折复位固定，同时进行神经卡压的松解。

二、临床病例

患者，女，19 岁，以"高处坠落致盆部、右下肢伤后疼痛、功能障碍 50 天"转入我院。受伤时诊断：①骨盆骨折（Tile C3.3 型）合并右侧腰骶丛神经损伤；②右髋臼骨折（Judet 横行伴后壁骨折）；③尾椎开放骨折脱位;④大小便失禁;⑤股骨转子下粉碎性骨折、双跟骨开放粉碎性骨折。急诊入院后因血压不稳,急诊行剖腹探查术,术中未发现腹腔脏器破裂。病情稳定后行右股骨转子间骨折切开复位内固定术;患者因病情严重,骨盆、髋臼骨折及神经损伤、大小便失禁等于伤后 50 天转入我院。入院查体:腹部正中剖腹探查切口愈合不良(图 9-17);骨盆环双侧不对称,骨盆挤压、分离试验(+);肛门括约肌松弛,小便用尿不湿;右足趾背伸肌力 0 级,跖屈肌力 1 级,痛觉过敏;骶尾部皮肤溃烂约 5cm×5cm,与盆腔相通。骨盆 X 线(图 9-18)及 CT 扫描三维重建(图 9-19)示左侧骶髂关节脱位伴骶骨侧关节耳状面撕脱骨折;右骶骨自 S$_1$ 椎体边缘向下纵形骨折,右侧半骨盆后上移位明显,右侧髋臼前后柱断裂并伴后壁骨折,左髋臼前柱断裂;骶 5 椎体骨折并向盆腔移位,双侧髋臼骨折见有明显骨痂形成。术前诊断:①陈旧性骨盆骨折(Tile C3.3 型)合并右侧腰骶丛神经损伤;②双髋臼陈旧性骨折;③尾椎开放骨折脱位并大小便失禁;④四肢多发骨折术后。

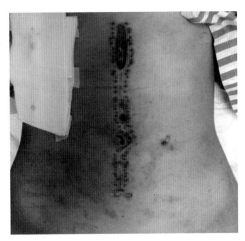

图 9-17　剖腹探查切口

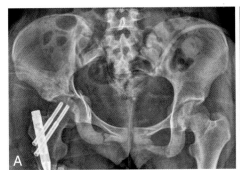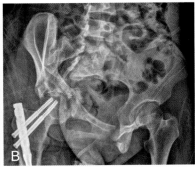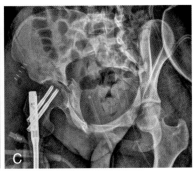

图 9-18　骨盆 X 线片

A. 正位;B. 右闭孔斜位;C. 右髂骨斜位

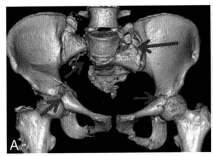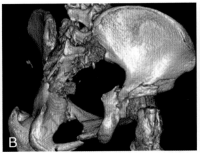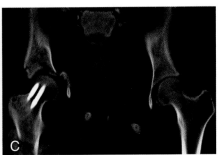

图 9-19　骨盆 CT 扫描三维重建

A. 正面;B. 后侧面;C. 冠状位

（一）病情分析

青年女性，伤后 50 天，多发伤创伤严重，骨盆、髋臼骨折呈畸形愈合趋势；右侧骶骨翼完全骨折后上脱位，移位明显，骨折复位困难，右侧腰骶丛神经损伤无恢复迹象；右侧髋臼陈旧横行伴后壁骨折，骨痂生长明显，明显移位，需手术矫正；骶尾椎骨折脱位合并感染，大小便失禁。右侧下肢神经损伤症状与右侧骶骨骨折移位有关，需手术探查松解；大小便失禁可能与骶尾椎骨折合并感染有关。患者骶管并无占位性损伤，根据骨折类型及影像学表现马尾神经损伤可能性不大，可通过清创控制感染；手术方式有：①右侧 LRA 显露右侧骶髂关节周围，探查右侧腰骶干、S_1 神经根并减压松解，再行骶骨骨折松解、骶前钢板或 IS 螺钉固定；②行右髋臼陈旧性骨折髋臼周围松解，截骨、髋臼骨折复位钢板固定；③俯卧位骶尾部清创、必要时行局部皮瓣转移，观察控制感染后大小便功能能否恢复。

（二）手术过程

全身麻醉下取平卧位，经右侧 LRA 行骨折显露、复位、固定。术中探查见右侧腰骶干神经近端严重挤压牵拉变细呈扁平，远端肿胀变粗，予以松解减压；右侧骶前骨及软组织松解后，骶前方钢板及下肢牵引复位效果不理想（图 9-20）；拆除钢板后安装 Starr 架辅助复位，但骶骨翼的前后移位仍不能复位；将 1 枚 Schatzker 钉置入骶骨翼，通过复位架上提骶骨翼骨块，下压骶骨体，复位基本满意（图 9-21），直视下置入 S_1 骶髂螺钉导针；透视导针位置满意后置入相应长度直径 7.3mm 空心钉，因陈旧性骨折再移位张力大，同时行骶前钢板固定（图 9-22）。通过同一入路清理髋臼周围骨痂，愈合的耻骨支沿原骨折部位截断，复位后放置髋臼一体化翼形解剖接骨板固定，透视见骨盆、髋臼均复位满意，内固定钢板螺钉位置好（图 9-23）。对右侧腰骶干神经、S_1 神经根充分松解，冲洗伤口后彻底止血，放置引流管后闭合伤口。俯卧位行骶尾部清创，放置 KCI 负压吸引。手术顺利，手术时间 220 分钟，术中出血 1400ml。

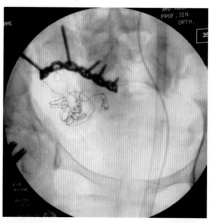

图 9-20　骶前方钢板复位不理想

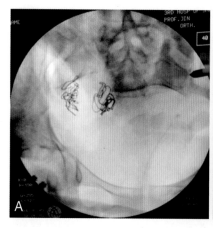 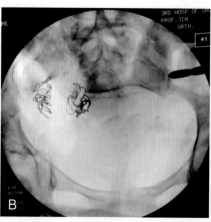 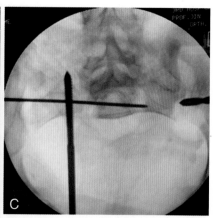

图 9-21　术中 Starr 架辅助复位

A. 复位前骶骨后移明显；B.Starr 架辅助复位不理想；C. 骶骨翼置入复位针后复位满意，置入 S_1 骶髂螺钉导针

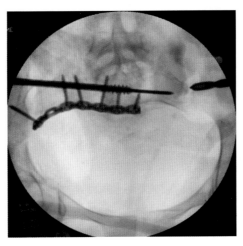

图 9-22　骶前钢板固定

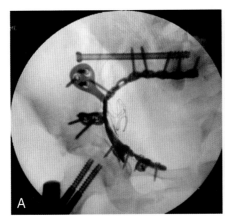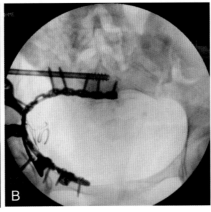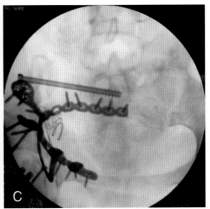

图 9-23　内固定钢板螺钉位置好

A. 左髋关节正位；B. 骨盆入口位；C. 骨盆出口位

（三）术后随访

患者术后恢复良好，复查骨盆 X 线（图 9-24）及 CT 扫描三维重建（图 9-25）示骨盆环、右侧髋臼基本复位，内固定钢板、螺钉位置好。术后 2 周伤口拆线，骶尾部创面经多次清创愈合后出院。术后次日感觉右下肢较术前轻松，感觉部分恢复，术后 2 周大小便功能部分恢复，足趾活动未改善。患者术后 3 个月开始扶拐行走，术后 6 个月复查时大小便功能恢复正常，右足趾活动明显改善，背伸肌力 4 级，因患者双足多发骨折，行走有跛行；骨盆 X 线（图 9-26）见骨折复位维持良好，骨盆髋臼骨折均愈合，无骨折复位丢失及内固定松动发生。术后 1 年复查骨盆 X 线（图 9-27）示骨盆髋臼骨折均已愈合，右下肢肌力、感觉均恢复正常。

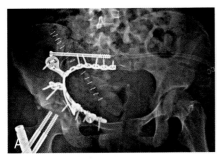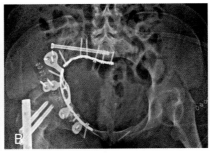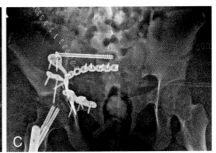

图 9-24　术后复查骨盆 X 线片

A. 正位；B. 入口位；C. 出口位

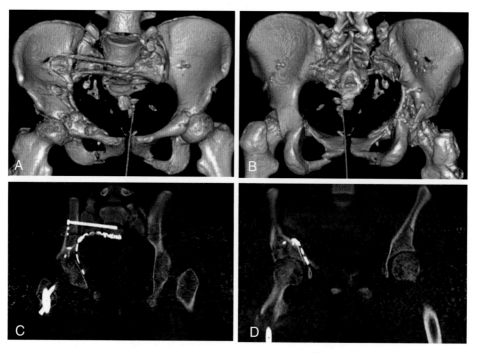

图 9-25　术后复查骨盆 CT 扫描三维重建
A. 正面；B. 后面；C、D. 冠状位

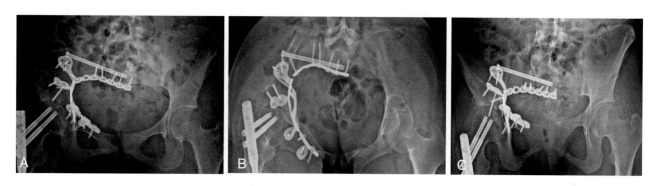

图 9-26　术后 6 个月复查骨盆 X 线片
A. 正位；B. 入口位；C. 出口位

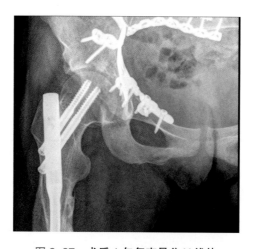

图 9-27　术后 1 年复查骨盆 X 线片

第 10 章　腰骶干神经损伤腹腔镜下神经探查减压术

骨盆骨折合并腰骶干神经损伤直视下进行神经松解，手术效果较确切。但开放手术创伤较大，手术风险、术中出血等高于微创手术。腹腔镜下腰骶干神经探查、减压手术，对于小于 3 周的腰骶干神经牵拉、卡压伤有较好的临床效果，但对于大于 3 周的陈旧性骨盆骨折合并神经损伤及骨性组织卡压造成的腰骶干神经损伤手术效果差，因腹腔镜无处理硬性组织的手术器械，无法满足对神经卡压的松解。

第一节　新鲜骨盆骨折

新鲜骨盆骨折指受伤时间至手术时间小于 3 周的骨折骨折，由于伤后时间稍短，骨折端还没有明显骨痂生长，骨折复位相对容易，大多数可选择闭合复位、微创固定方式进行手术。合并腰骶干神经损伤是骨折移位造成的牵拉伤或骨折端软组织卡压导致的，在骨盆骨折闭合复位微创固定的同时可选择腹腔镜下腰骶干神经探查、减压松解。

一、手术适应证

1. 受伤至手术时间小于 3 周的新鲜骨盆骨折。
2. 影像学表现为波及骶骨 Denis II 区的有分离移位或垂直移位的骶骨骨折。
3. 临床表现为腓总神经损伤症状的腰骶干神经完全或不完全损伤。
4. 术前腰骶丛神经 MRN 检查神经损伤部位为骶骨翼前方，神经完整性存在。
5. 患侧腹部皮肤条件满足腹腔镜手术及同侧 LRA 探查手术。
6. 全身情况可、血流动力学稳定、能耐受微创手术。

二、手术方法

全身麻醉下取平卧位，按 LRA 完成手术区域的消毒、铺单。建立腹腔镜检查的通道并形成气腹，自腹膜内先找到骶岬，在患侧找到髂外动脉的走行标志，沿髂外动脉打开后腹膜，沿髂外血管与腰大肌的间隙进行分离，显露输尿管、髂外血管等并加以保护；在髂外血管的外侧、腰大肌内侧间隙进行分离，找到位置相对表浅的闭孔神经（走行距离骨面较远，骨盆骨折时较少伤及闭孔神经，髋臼骨折闭孔环损伤时常有闭孔神经卡压伤），沿闭孔神经向远端分离至闭孔，近端游离至 L_4/L_5 椎间盘水平，闭孔神经及腰骶干神经均从此出 L_4/L_5 椎间孔；沿闭孔神经的深面偏外、腰大肌深面寻找腰骶干神经（此处较少引起腰骶干神经损伤），仔细沿神经干向远侧游离，清理神经周围卡压的纤维束带及血肿压迫等组织，分离至腰骶干神经进入坐骨大孔，完成腰骶干神经的减压、松解。如果骨折有纵向移位，则在显露腰骶干神经后借助微创复位进行骨折的牵拉复位，透视下见骨盆骨折复位满意后通过腹腔镜进行腰骶干神经的探查，避免骨折复位过程中对腰骶干神经卡压，如果有软组织压迫时再进行松解。分离移位明显的骶骨骨折，在骨折复位加压固定中可通过腹腔镜将腰骶干神经提拉，避免神经掉入骨折端造成神经卡压损伤。骨盆骨折微创复位固定后通过腹腔镜检查腰骶干神经、闭孔神经有无卡压。由于 S_1 神经根位置较深，目前腹腔镜还难以显露，需进一步调整腹腔镜的入镜方向及角度。

三、临床病例

患者，男，46 岁，重物砸伤左侧盆部后疼痛、左足麻木活动受限 12 天由外院转入我院。入院查体：骨盆环基本对称，无明显畸形，骨盆挤压分离试验（+）；双下肢等长，右足背感觉麻木，趾背伸不能，跖屈正常，大小便功能正常。骨盆 X 线（图 10-1）及 CT 扫描三维重建（图 10-2）显示左侧骶骨 Denis Ⅱ 区骨折，张英泽分型为 A 型（分离型），骶骨上移位不明显，左侧耻骨上下支骨折；右侧髋臼顶柱骨折，外旋移位；骨盆 CTA 检查（图 10-3）示右侧髂血管、输尿管走行正常，左侧髂总血管于 $L_4/5$ 椎间盘水平分成髂内、髂外血管（正常左侧分叉处较靠下），左侧输尿管走行明显较正常偏外（正常紧贴椎体外缘）；腰骶丛 MRN 检查（图 10-4）示左侧腰骶干神经在骶骨耳状面前有水肿，连续性完整，提示有神经损伤。骨盆 CTA 联合 MRN 重建（图 10-5）可清楚显示腰骶干神经损伤部位与周围骨质、血管、输尿管的解剖关系。入院后完善相关术前检查，于伤后第 15 天在全身麻醉下行骨盆骨折闭合复位微创固定、腹腔镜下腰骶干神经探查、减压、松解术。

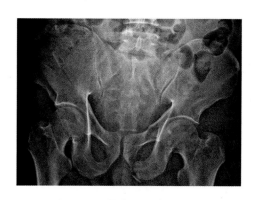

图 10-1　骨盆 X 线片

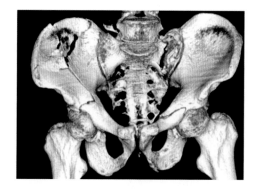

图 10-2　骨盆 CT 扫描三维重建正面

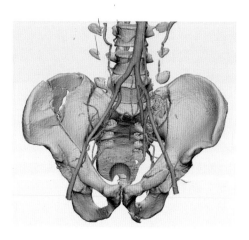

图 10-3　骨盆 CTA 检查

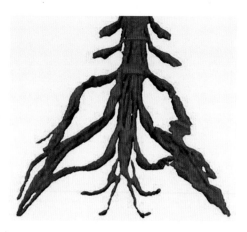

图 10-4　腰骶丛 MRN 检查

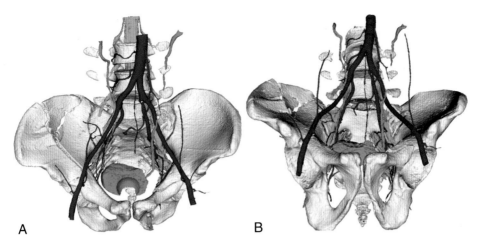

图 10-5　骨盆 CTA 联合 MRN 重建

A. 正面；B. 出口位

（一）病情特点

患者为中年男性，骨盆前后挤压损伤合并左侧腰骶干神经损伤。左侧骶骨 Denis Ⅰ 区骨折，分离移位；左耻骨上下支骨折，骨盆环存在垂直和旋转不稳；右侧髋臼顶柱骨折，轻度旋转移位；临床表现为左侧腓总神经完全损伤表现，说明受损伤神经根为左侧腰骶干神经，无 S_1 神经损伤症状，临床表现与影像学表现相符。左侧骶骨翼骨折分离移位，可能腰骶干神经受压导致临床症状，因骨盆环垂直旋转均不稳定，因此手术指征明确。手术可选择左侧骶骨骨折闭合复位骶髂螺钉固定、右侧髋臼顶柱骨折闭合复位 LC2 螺钉固定，前环 INFIX 架固定；左侧腰骶干神经损伤半月无明显改善迹象，可行 LRA 前方开放手术神经探查松解，也可选择腹腔镜下神经探查松解减压。行骨折闭合复位微创固定、神经损伤腹腔镜下神经探查松解，备腹直肌外侧入路开放探查手术。

（二）手术过程

1. 腹腔镜下神经松解　建立腹腔镜检查的通道并形成气腹，找到左侧髂外动脉，沿骶内动脉打开后腹膜，沿髂外血管与腰大肌的间隙进行分离，患者术前骨盆 CTA 显示输尿管偏外，在分离显露时注意输尿管的走行，找到输尿管、髂外血管等并加以保护；在髂外血管的外侧、腰大肌内侧间隙向近端分离，找到髂总血管分叉处（骨盆 CTA 显示髂血管分叉处，位于 L_4/L_5 椎间盘），找到相对表浅的闭孔神经，沿闭孔神经向远端分离至闭孔，近端游离至 L_4/L_5 椎间盘水平，闭孔神经及腰骶干神经均从此出 L_4/L_5 椎间孔；在此处沿闭孔神经的深面偏外、腰大肌深面寻找腰骶干神经，沿神经干向远侧游离时见骶骨耳状面前方有较多凝血块，腰大肌挫伤严重（图 10-6），周围软组织明显包裹卡压腰骶干神经（图 10-7），清理腰骶干神经周围卡压的纤维束带及血肿，分离至腰骶干神经进入坐骨大孔，完成腰骶干神经的减压、松解。

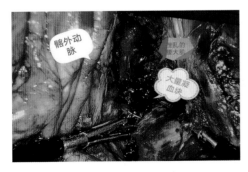

图 10-6　腰大肌挫伤

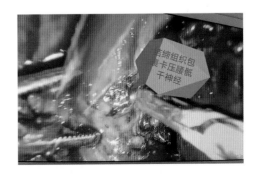

图 10-7　周围软组织包裹卡压腰骶干神经

2.骨折固定　透视下经皮置入左侧 S_2 骶髂螺钉导针，见导针位置满意后将导针贯穿至对侧骶髂关节，测量导针长度并拧入相应的直径 7.3mm 空心钉固定后环；小切口显露右侧髂前下棘，找到右侧髂骨钉的通道并将髂骨钉置入一半后，纠正右侧顶柱骨折的外旋移位，置入右侧 LC2 通道螺钉导针，透视见骨折复位满意、LC2 螺钉导针位置好后置入 LC2 螺钉固定；安装 INFIX 架固定骨盆前环。

3.腹腔镜检查　通过腹腔镜下检查左侧骶前有无骶髂螺钉穿出，左侧腰骶干神经是否减压彻底，确定神经减压松解、创面无活动性出血后放置腹膜后引流管，关闭手术切口。术中出血约 100ml，腹腔镜探查手术时间 90 分钟，骨折复位固定时间 50 分钟。

（三）术后复查随访

患者术后恢复良好，腹膜后引流管 24 小时引流出 10ml 淡红色液体，于术后 24 小时拔出。复查骨盆 X 线（图 10-8）及骨盆 CT 扫描三维重建（图 10-9）示骨盆环结构基本正常，双侧对称，内固定各螺钉位置良好。术后 1 周左小腿感觉渐渐恢复，术后 6 周足趾背及踝背伸功能逐渐恢复。术后 2 个月复查内固定物牢固（图 10-10），骨折初步愈合，开始扶拐部分负重行走，左踝关节、足趾屈伸活动恢复正常。

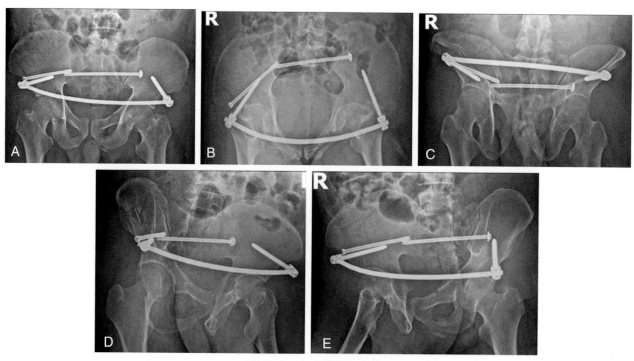

图 10-8　复查骨盆 X 线片

A. 正位；B. 入口位；C. 出口位；D. 右侧闭孔斜位；E. 右侧髂骨斜位

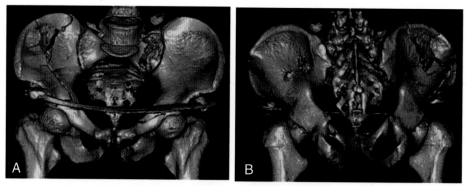

图 10-9　复查骨盆 CT 扫描三维重建

A. 正面；B. 后面

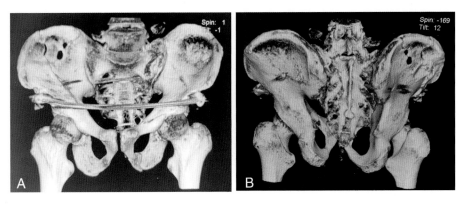

图 10-10　术后 2 个月复查

A. 正面；B. 后面

第二节　骶髂螺钉卡压腰骶干神经

　　骶髂螺钉固定骨盆后环是有效的微创固定方法，但由于骶髂螺钉的通道有限，骶髂螺钉的置入有一定的困难，最常见的是螺钉经髂骨置入后，经过骶骨翼的凹陷时穿出骨质，再穿入骶骨椎体内，形成 in-out-in 现象（图 10-11），骶髂螺钉从前方穿出可能损伤腰骶干神经、髂血管（图 10-12），导致大出血和术后下肢神经功能障碍，严重者甚至危及生命；骶髂螺钉从后方可穿出骶管（图 10-13），引起马尾神经症状，导致大小便失禁和性功能障碍。

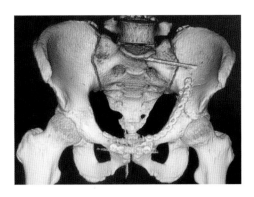

图 10-11　骶髂螺钉置入的 in-out-in 现象

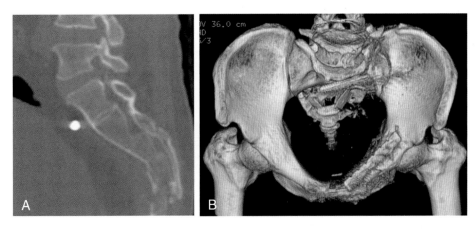

图 10-12　骶髂螺钉从前方穿出

A. 矢状位；B. 入口位

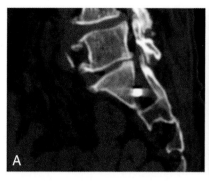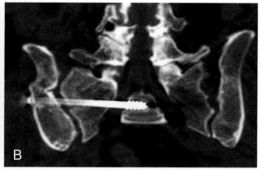

图 10-13　骶髂螺钉从后方穿透骶管

A. 矢状位；B. 冠状位

骶髂螺钉从骶前穿出损伤腰骶干神经：①螺钉切割神经造成神经完全性、不可逆性损伤；②螺钉挤压腰骶干神经引起的神经卡压损伤，压迫解除后，神经功能有恢复的可能。

一、手术适应证

闭合置入骶髂螺钉后引起腰骶干神经完全或不完全损伤，如影像学证实骶髂螺钉从骶前穿出，可考虑行开放手术探查神经或腹腔镜下进行神经探查松解。

二、临床病例

患者，男，52 岁，摔伤致双侧盆部疼痛、活动受限 5 天由外院转入我院。入院查体：生命体征平稳，骨盆行外固定支架固定，双下肢等长，双下肢运动感觉正常，大小便功能正常。骨盆 X 线（图 10-14）及 CT 扫描三维重建（图 10-15）示左侧骨盆新月形骨折，轻度向上移位；右侧骶髂关节脱位，分离移位；双侧耻骨上下支骨折。入院后完善相关术前检查，于伤后第 8 天在全身麻醉下行骨盆骨折闭合复位，S$_1$、S$_2$ 贯穿骶髂螺钉固定、前环 INFIX 固定术，术后出现右下肢腓总神经损伤症状，骨盆 X 线（图 10-16）显示骨盆环结构恢复较好，内固定螺钉位置可；骨盆 CT 扫描三维重建显示骨盆环结构恢复基本正常，S$_1$ 骶髂螺钉从右侧骶前穿出后再进入椎体，形成典型的 in-out-in 现象（图 10-17）。患者术后第 3 天出院，术后 3 个月复查右下肢神经症状无恢复，X 线示骨盆骨折已经愈合（图 10-18），再收入院。

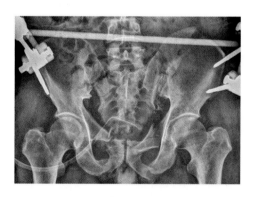

图 10-14　骨盆 X 线片

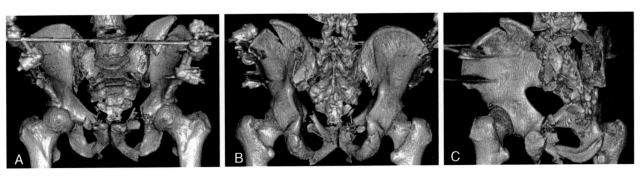

图 10-15　骨盆 CT 扫描三维重建

A. 正面；B. 后面；C. 外侧面

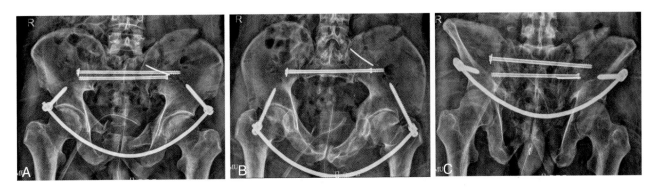

图 10-16　术后骨盆 X 线片

A. 正位；B. 入口位；C. 出口位

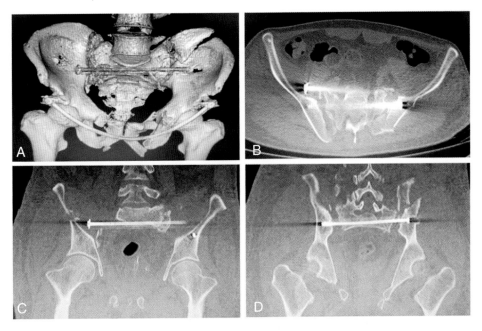

图 10-17　术后骨盆 CT 扫描三维重建

A. 正面；B. 横断位；C、D. 冠状位

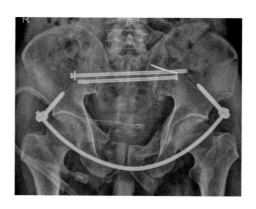

图 10-18　术后 3 个月复查骨盆 X 线片

（一）病情特点

患者为中年男性，骨盆前后挤压损伤闭合复位骶髂螺钉固定术后并发右侧腰骶干神经损伤，有以下特点：①右侧骶前明显有骶髂螺钉穿出现象，表现为典型的 in-out-in 现象；②临床表现为右侧腓总神经完全损伤表现，伤后 3 个月无恢复迹象；③骨盆环结构基本正常，S_2 贯穿螺钉位置正常。患者诊断明确，右侧骶髂螺钉穿出压迫右侧腰骶干神经，且伤后 3 个月无恢复迹象，手术指征明确。可选择：①右侧 LRA 探查腰骶干神经，开放手术视野清楚，能直视下进行神经减压松解，缺点是手术创伤大；②腹腔镜下腰骶干神经探查松解，手术创伤小，术后恢复快，缺点是对于硬组织造成的神经卡压损伤不适宜行腹腔镜下神经探查松解，术中备 LRA 开放探查手术及 S_1 骶髂螺钉取出术。

（二）手术过程

腹腔镜下找到腰骶干神经及穿出骶前的骶髂螺钉，见骶髂螺钉紧紧压迫腰骶干神经，周围大量纤维组织包裹卡压腰骶干神经，经皮取出 S_1 骶髂螺钉后清理腰骶干神经周围卡压的纤维束带及组织，减压、松解后见腰骶干神经变得纤细。镜下检查见创面无活动性出血后放置腹膜后引流管，关闭切口。

（三）术后复查随访

患者术后恢复正常，腹膜后引流管 24 小时引流出 40ml 淡红色液体，于术后 24 小时拔出腹膜后引流管。术后 1 周可扶拐行走，左小腿感觉于神经减压术后 2 个月渐渐恢复，术后 4 个月足趾背及踝背伸功能开始部分恢复，术后 8 个月右足背伸肌力恢复到 4 级，基本恢复正常行走。

第 11 章　骨盆骨折合并迟发性腰骶丛神经损伤前路减压术

骨盆骨折后可能合并多器官损伤及多发骨折，早期漏诊较多，但病情稳定后基本能确诊；部分患者伤后神经损伤症状不重，短期内可缓解甚至消失，少数患者在伤后一段时间内出现神经损伤症状，并渐渐加重，主要原因有：①骨盆骨折愈合过程中由于骨痂生长、周围软组织挛缩等原因，可能再次造成神经压迫损伤；②由于骨折端的不稳定骨折因再次移位造成神经二次卡压损伤。如果症状进行性加重，应尽早明确神经损伤的位置和性质，早期进行神经探查、松解减压治疗。

骨盆骨折合并迟发性腰骶丛神经损伤手术有：①骨痂生长或软组织卡压，行前路骨痂清理、神经探查松解术；②骶孔压迫行骶孔扩大成形、神经探查减压术；③骨折不稳定，行骨折复位固定或原位固定术，必要时探查神经。

第一节　陈旧性骨盆骨折合并迟发性 S_1 神经损伤

骶骨 Denis Ⅱ区骨折中张英泽分型 B 型损伤，由于骶骨侧方挤压后导致骶前孔变小，对骶孔内走行的骶神经根造成损伤，如果骶孔没有完全堵塞，临床可表现为不全神经损伤症状，神经水肿会随时间渐渐消退，神经损伤症状会逐渐减轻甚至消失。骨折愈合过程中骨痂的生长可能造成神经孔的进一步堵塞，从而再次压迫神经根引起临床神经损伤症状。影像学表现骶孔变小受压，初始临床不出现神经损伤症状，在骨折愈合过程中逐渐出现神经损伤症状，这种属于迟发性神经损伤，如果神经症状逐渐加重，应尽早行神经探查、减压松解手术。

一、手术方法

损伤神经卡压位于骶前孔，后路经骶后孔探查虽然能触及骶前孔，但不能进行骶前孔的扩大成形，达不到神经根彻底减压的效果，手术必须经前路才能真正直视下对骶神经前孔进行扩大减压。手术入路选择LRA，通过中间窗显露 S_1 前孔后找到堵塞的骶前孔和出入的神经根，在保护好神经根的前提下，用小骨刀、椎板咬骨钳、髓核钳等手术器械小口咬除周围骨质，进行骶孔扩大成形，彻底松解受压的神经根。术中可能会出现伤口渗血情况，影响手术视野和手术操作，年轻患者术中可选择控制性降压、髂内动脉结扎控制出血，也可术前行髂内动脉栓塞术，术中静脉滴注氨甲磺酸、冰盐水冲洗创面止血，远离神经的血管可用双极电凝止血，切不可在没有看清神经的情况下用电凝止血。

二、临床病例

患者，男，38 岁，于 9 个月前因车祸致盆部伤，当时左侧骶尾部疼痛、伴左下肢麻木、疼痛、活动受限入当地医院治疗，诊断为骶骨骨折（Denis Ⅱ型，张英泽分型为 B 型），因左下肢神经症状逐渐缓解，未行手术治疗。伤后 3 个月自觉左足麻木、疼痛加重，呈现进行性加重表现，因左下肢肌力越来越弱，行走不能，于伤后 9 个月来我院就诊，以陈旧性骶骨骨折合并腰骶丛神经损伤收入院。入院查体：双侧骨盆环对称，骨盆挤压、分离试验（−），双下肢等长。左足背伸、跖屈肌力 0 级、痛觉过敏、活动不能。骨盆 CT 扫描三维重建（图 11-1）示：左侧骶骨陈旧性骨折，可见 Denis Ⅱ 区骨折线影，左侧 S_1 孔明显狭窄变小，左侧骶骨翼压缩向前方突出。诊断：陈旧性骶骨骨折合并 S_1 神经损伤。

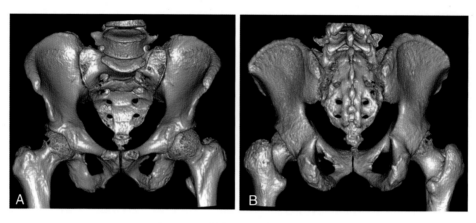

图 11-1 骨盆 CT 扫描三维重建
A. 正面；B. 后面

（一）病情特点

1. 陈旧性经左侧骶孔骶骨骨折。

2. 伤后有左侧骶丛神经不完全损伤症状，伤后逐渐恢复；伤后 3 个月出现左下肢疼痛、麻木、运动障碍，且进行性加重。

3. 伤后 9 个月入院查体左足背伸、跖屈肌力 0 级。

4. 骨盆 CT 检查：左侧骶骨陈旧骨折，左侧 S_1 孔明显狭窄变小。

（二）手术过程

诊断明确，临床表现与影像学资料相符，手术指征明确。后路骶管减压达不到减压效果，前路骶孔扩大减压术可能效果较好。

1. 手术前 2 小时行 DSA 左侧髂内血管栓塞术，减少术区出血及保证术野清晰。

2. 手术在全身麻醉下、平卧位进行，经 LRA 的中间窗显露骶髂关节后沿骨膜下骶骨翼表面仔细分离，探查腰骶干神经，未见明显神经卡压。

3. 经骶前窗口显露 S_1 孔：将髂血管牵拉向外侧，经髂血管内侧间隙显露至骶前，找到 S_1 孔及 S_1 神经根，见 S_1 神经根明显细小，紧紧卡在狭窄的骶孔中。在保护 S_1 神经根的情况下，直视下用小骨刀沿骶孔周围轻轻凿开部分骨皮质，用髓核钳小口咬出骨块，对 S_1 前孔进行扩大减压，彻底松解 S_1 神经根。

4. 手术顺利，行髂内动脉栓塞后，术中出血明显减小，仅 200ml，术野清晰；手术时间 55 分钟。术后病情稳定，无发热，无血管、神经损伤加重等临床并发症；复查骨盆 CT 扫描三维重建显示骨盆环结构正常，左侧 S_1 前孔明显扩大（图 11-2）。

（三）术后随访

术后当日感觉左下肢明显轻松，术后 1 周扶双拐行走；术后 4 周感觉恢复正常，肌力逐渐恢复，术后 6 个月背伸肌力由 0 级恢复至 4+ 级，行走正常，复查 CT 示左侧 S_1 孔原扩大成形无骨痂生长，骶孔边缘圆润（图 11-3）。术后 5 年复查，患者完全恢复正常生活、工作，CT 检查（图 11-4）见双侧骶孔基本对称。

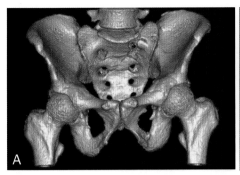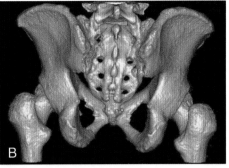

图 11-2　术后复查骨盆 CT 扫描三维重建

A. 正面；B. 后面

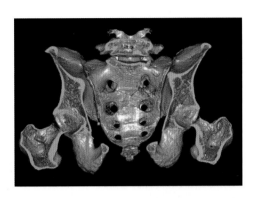

图 11-3　术后 6 个月复查骨盆 CT

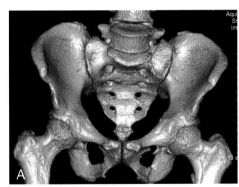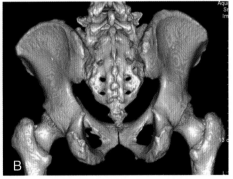

图 11-4　术后 5 年复查骨盆 CT

A. 正面；B. 后面

（四）经验与体会

伤后超过 3 个月来就诊的患者主要症状是踝背伸、跛屈不能，足趾的感觉、运动无恢复迹象，或伴有臀部、骶髂关节顽固性疼痛等。有学者认为，骶孔呈前大后小的"喇叭"状，扩大骶后孔的同时也扩大了骶前孔，采用后路进行骶孔松解手术风险较小。但后路减压一方面易造成医源性骶神经损伤；另一方面不能有效地移除前方移位的骨折块，对于前方移位骨块造成骶前孔狭窄压迫神经引起的神经损伤不能达到有效减压。笔者认为，神经损伤为来自前方骨块压迫所致，骶丛神经探查松解手术应将扩大骶前孔、S_1 神经根减压放在首位，经后路骶神经孔扩大减压虽然能避开骶骨前方的重要结构，但无法直视骶前区，减压过程中有损伤骶髂前血管的可能。LRA 的骶前窗显露骶前区相对容易，手术损伤小，从腹膜后显露、S_1 孔扩大减压、松解腰骶干神经均比较方便；结合 DSA 患侧髂内血管栓塞术或术中结扎髂内动脉后，术中出血明显减少，术野清晰，操作方便，能达到较好效果。

第二节　陈旧性骨盆骨折合并迟发性腰骶丛神经损伤

一、手术方法

选择 LRA，经中间窗显露骶髂关节后沿骶髂关节内侧骶骨耳状面沿骨膜下向内侧分离，找到腰骶干神经；再经骶前窗经髂血管内侧间隙显露骶前，找到 S_1 神经根及神经孔；经骶前窗、中间窗在骨质浅层、神经血管深层贯通，完整显露向前方突出的骶骨翼骨折块，在保护好髂血管、腰骶干神经和 S_1 神经根的前提下，用骨刀凿除突出的骨折块，解除突出骨块对腰骶干神经及 S_1 神经根的卡压，同时对合并有 S_1 孔的压迫者进行骶孔扩大减压术，彻底松解腰骶干神经和 S_1 神经根。

二、临床病例

患者，女，27 岁，患者于 47 天前因车祸致右盆部伤，当时右侧骶尾部疼痛、无下肢神经功能障碍，诊断为骶骨骨折（Denis Ⅱ型，张英泽分型 B 型），在当地医院行非手术治疗。伤后 4 周患者自觉右足麻木伴右下肢疼痛，呈进行性加重表现，因右下肢严重痛觉过敏、右足背伸、跖屈肌力越来越弱，行走不能，于伤后第 47 天来我院就诊，以陈旧性骶骨骨折合并腰骶丛神经损伤收入院。入院查体：双侧骨盆环对称，骨盆挤压、分离试验（－），双下肢等长。右膝以远皮肤痛觉严重过敏，不允许触摸；右足背伸、跖屈肌力 3 级、活动明显受限。骨盆 X 线（图 11-5）及 CT 扫描三维重建（图 11-6）示：右侧骶骨陈旧性骨折，可见 Denis Ⅱ区骨折线，右侧 S_1 孔明显狭窄变小，左侧骶骨翼压缩向前方突出；腰骶丛 MRN 检查（图 11-7）显示右侧腰骶干神经及 S_1 神经根在骶前位置水肿。诊断：陈旧性骶骨骨折合并右侧腰骶丛神经损伤。

（一）病情特点

1. 青年女性，陈旧性右侧骶骨 Denis Ⅱ区压缩骨折，伤后无神经损伤症状。

2. 伤后 4 周出现右侧腰骶丛神经不完全损伤症状，右下肢痛觉严重过敏，伴右足趾运动障碍，且呈进行性加重。

3. 伤后第 47 天入院查体左足背伸、跖屈肌力 3 级。

4. 骨盆 CT 扫描三维重建示右侧骶骨压缩骨折，骶骨翼向前突出，右侧 S_1 孔明显狭窄变小。

5. 腰骶丛 MRN 检查示腰骶丛及 S_1 神经根在骨折处有神经水肿表现。

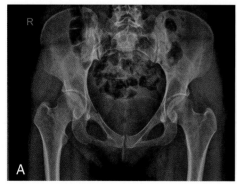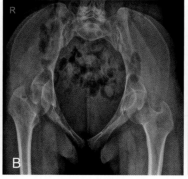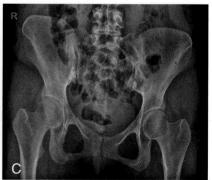

图 11-5　骨盆 X 线片
A. 正位；B. 入口位；C. 出口位

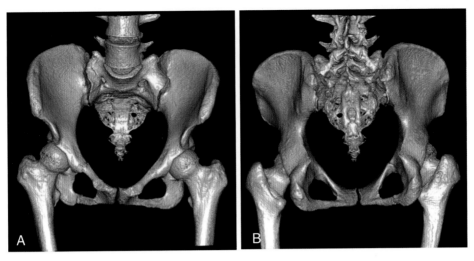

图 11-6　骨盆 CT 扫描三维重建
A. 正面；B. 后面

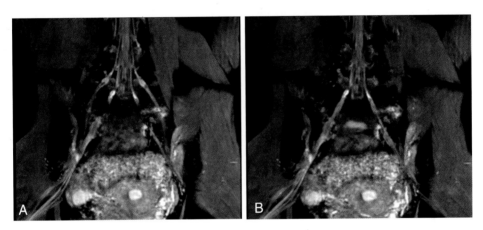

图 11-7　腰骶丛 MRN 检查
A、B 不同层面

患者诊断明确，临床表现与影像学资料相符，手术指征明确。选择 LRA 显露，骶前去骨块减压，骶孔扩大减压术。

（二）手术过程

1. 全身麻醉下取平卧位，经 LRA 的中间窗显露骶髂关节后，沿骨膜下骶骨翼表面仔细分离，探查腰骶干神经，见腰骶干神经明显神经受压，神经水肿。

2. 经骶前窗口显露 S_1 孔：将髂血管牵拉向外侧，经髂血管内侧间隙显露至骶前，找到 S_1 孔及 S_1 神经根，见 S_1 神经根明显细小，且紧紧卡在狭窄的骶孔中。

3. 经骶前窗、中间窗在骨质浅层、神经血管深层贯通，完整显露向前方突出的骶骨翼骨折块，在保护好髂血管、腰骶干神经和 S_1 神经根的前提下，用骨刀凿除突出的骨折块，解除突出骨块对腰骶干神经及 S_1 神经根的卡压，同时对合并有 S_1 孔的压迫者进行骶孔扩大减压术，彻底松解腰骶干神经和 S_1 神经根。

4. 手术顺利，术中出血 700ml，术野清晰；手术时间 100 分钟。术后病情稳定，无发热，无大血管损伤，无神经损伤加重等临床并发症；复查骨盆 X 线（图 11-8）及 CT 扫描三维重建（图 11-9）显示骨盆环结构正常，右侧骶骨翼突出骨块已经去除，右 S_1 前孔明显扩大。

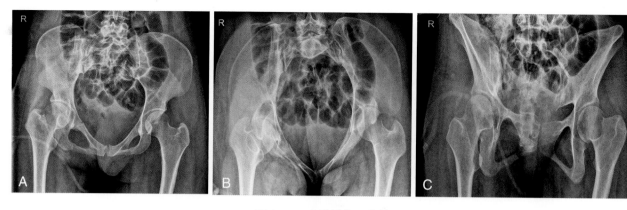

图 11-8　术后骨盆 X 线片
A. 正位；B. 入口位；C. 出口位

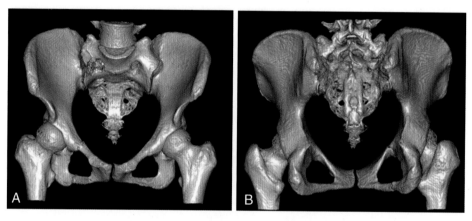

图 11-9　术后骨盆 CT 扫描三维重建
A. 正面；B. 后面

（三）术后随访

术后当日感觉右下肢痛觉过敏明显减轻，术后 1 周扶双拐行走；术后 2 周右下肢痛觉过敏消失，感觉恢复正常，肌力逐渐恢复，术后 3 个月足趾背伸、跖屈肌力由 3 级恢复至 5 级，恢复正常行走。术后 6 个月复查 CT 示右骶前去除骨块处及骶孔边缘圆润，无骨痂增生等。

（四）经验与体会

骶骨 Denis II 区骨折较多合并腰骶丛神经损伤，骨折类型不同、移位程度不同，神经损伤的部位、性质也不同。但伤后无神经症状、迟发性神经损伤表现者较罕见。本例患者骶骨侧方挤压伤后骶髂翼向前突出，可能造成腰骶干神经损伤；由于骶骨骨折波及骶孔，导致骶孔受压，虽然伤后无神经损伤症状，但随着骨折愈合过程中骨痂的形成，可能加重骶孔的压迫，引起 S_1 神经根受损症状；骶骨翼向前突出后可能已造成腰骶干神经的卡压，随着瘢痕增生、血肿机化等，可能加重腰骶干神经的卡压，患者的突出表现为下肢的痛觉严重过敏，肌力进行性下降。术中探查验证腰骶干神经和 S_1 神经根的卡压，行骨块去除后神经根明显松弛，达到了神经解压松解的目的；术后患者恢复较好，也证实了手术的必要性和手术方式的正确性。LRA 的骶前窗显露骶前区相对容易，手术损伤小，从腹膜后显露、S_1 孔扩大成形及松解腰骶干神经均比较方便；中间窗显露腰骶干神经操作方便，均能直视下操作，去骨性压迫及软组织压迫均较彻底。

第 12 章　医源性神经损伤

第一节　腰骶干神经损伤

骨盆 Tile C 1.3 型骨折有较高的腰骶干神经损伤率，骶骨 Denis Ⅱ区骨折腰骶干神经损伤的发生率更高。临床上部分骶骨 Denis Ⅱ区骨折（张英泽分型 A 型骨折）由于骶骨骨折后骨折端呈分离状态，骨折端没有压迫神经，因此可能不出现神经损伤的症状，但在骨折复位加压固定后很可能将腰骶干神经卡压在骨折端中引起临床症状，对于这类骶骨分离移位非常明显的骨盆骨折，术前要认真评估可能造成神经损伤的风险，慎重选择闭合复位微创固定手术，如果选择微创复位固定手术，术中应行神经电生理监测。

一、临床病例 1

患者，男，45 岁，外伤致右侧盆部、右髋部疼痛、畸形 18 天由外院转入。患者于 18 天前因车祸致右侧髋及盆部伤，入当地医院治疗；入院诊断：①骨盆骨折；②右股骨转子下粉碎性骨折。予以对症治疗，于伤后 12 天行右侧股骨转子下骨折切开复位髓内钉固定术，骨盆骨折未行处理，于术后第 6 天转入我院。查体：矮胖体型，生命体征稳定。双下肢等长，右下肢外旋，骨盆挤压分离试验（+）；右大腿压痛，活动受限，右小腿及右足趾感觉、运动正常。骨盆 X 线（图 12-1）及 CT 扫描三维重建（图 12-2）显示：右股骨近端骨折术后表现，右侧骶骨翼骨折、骨折线靠近 S_1 椎体，向下未经过骶孔，分离移位明显；右髋臼横行骨折，耻骨联合分离移位明显。

转入后诊断：①骨盆骨折（Tile C1.3 型）；②右侧髋臼横行骨折；③耻骨联合分离；④右股骨转子下粉碎性骨折内固定术后。

（一）手术过程

于伤后第 21 天行骨盆、髋臼骨折复位内固定术。全身麻醉下先行 Starr 架辅助复位右侧骶骨翼骨折，透视见骨折复位满意后行右侧 S_1 半骶髂螺钉 +S_2 贯穿骶髂螺钉固定骨盆后环。经右侧 LRA 显露，右侧髋臼横行骨折前柱钢板 + 后柱螺钉固定、耻骨联合螺钉固定术（图 12-3），辅助前方 infix 架固定。术中未行右侧腰骶干神经探查。麻醉清醒后患者诉小腿外侧及右足背麻木，右踝及右足趾背伸不能。术后骨盆 X线（图 12-4）及 CT 扫描三维重建（图 12-5）示骨盆、髋臼骨折及耻骨联合分离复位完好，骶髂螺钉位置良好。术后 1 周患者右下肢神经症状无明显改变，行腰骶丛 MRN 检查（图 12-6）示右侧腰骶干神经连续性中断。右大腿原手术切口出现流脓，清创发现右大腿近端手术部位深部感染（图 12-7）。

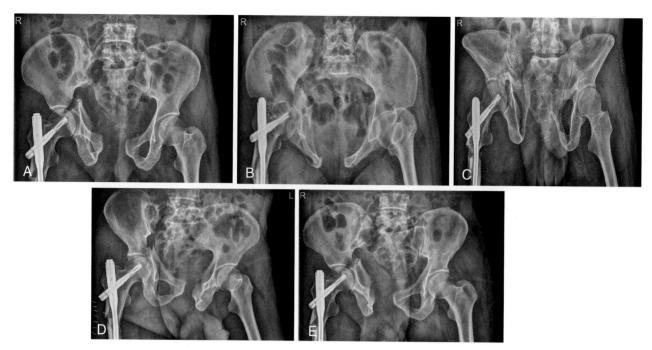

图 12-1　骨盆 X 线片
A. 正位；B. 入口位；C. 出口位；D. 闭孔斜位；E. 髂骨斜位

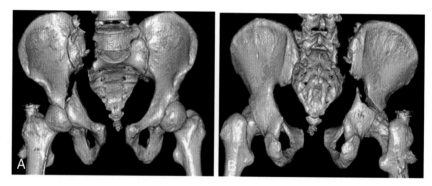

图 12-2　骨盆 CT 扫描三维重建
A. 正面；B. 后面

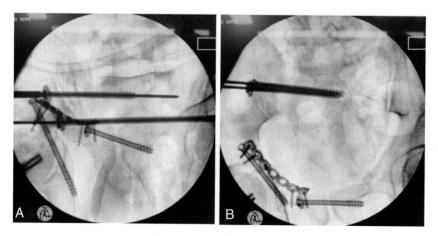

图 12-3　术中骨盆 X 线片
A. 出口位；B. 正位

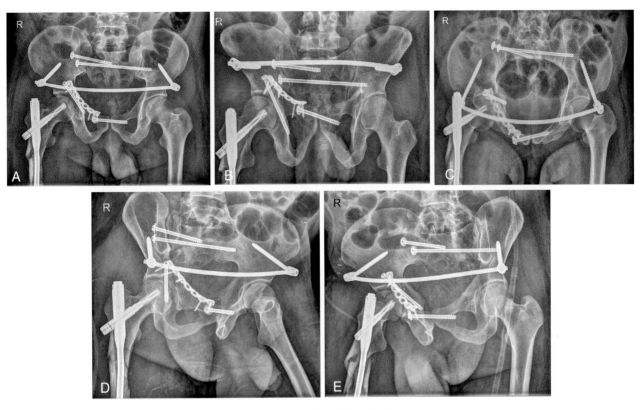

图 12-4 术后骨盆 X 线片

A. 正位；B. 出口位；C. 入口位；D. 闭孔斜位；E. 髂骨斜位

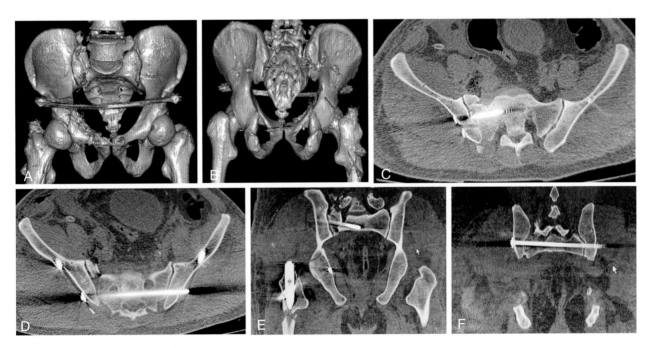

图 12-5 术后骨盆 CT 扫描三维重建

A. 正面；B. 后面；C、D. 横断面；E、F. 冠状位

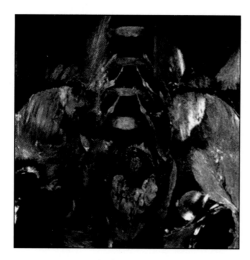

图 12-6　腰骶丛 MRN 检查

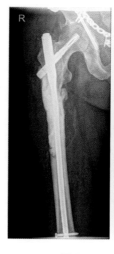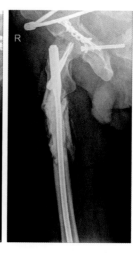

图 12-7　右髋关节 X 线片

A. 正位片；B. 侧位片

（二）术后随访

患者术后 3 个月复查骨盆 X 线片示髋臼骨折愈合，但骨盆骨折未愈合；右侧腰骶干神经损伤无恢复迹象，患者不同意行神经探查松解手术。术后 1 年复查骶骨骨折不愈合；右侧下肢神经损伤症状无恢复，足下垂明显。

（三）经验与教训

1. 特点　①骶骨开书样损伤，分离移位明显；②骶骨骨折线虽未经骶孔，但在骶骨耳状面紧贴椎体边缘，正好是腰骶干神经的走行区域，引起神经损伤的概率大；③详细询问病史，患者在行股骨近端骨折手术时，牵引床为会阴处三角形设计，手术中患侧臀部外旋下沉，可能加重骶骨骨折端的分离，使腰骶干神经掉入骨折端，在闭合复位骨折时可能卡压神经。

2. 教训　①术前应仔细查体，骨盆挤压试验时观察是否有下肢神经症状；②选择闭合复位、骶髂螺钉加压固定，手术过程中要监测下肢神经电生理；③骶骨 Denis Ⅱ区骨折在使用骶髂螺钉固定时选择全螺纹空心钉固定，避免螺钉拧入过程中对骨折端加压；④如果术后出现神经损伤症状，应尽早行神经探查、减压、松解手术。

二、临床病例 2

患者，女，48 岁，以"车祸致胸部、盆部伤后疼痛，呼吸困难 1 小时"入当地医院治疗。入院诊断：①肺爆震伤、创伤性湿肺；②创伤性休克；③骨盆骨折（左侧 Tile C1.3 型）合并 MLL 损伤（右侧髋、骶部）；④右踝关节开放骨折合并软组织缺损。在当地医院抢救治疗，于伤后第 2 天病情略有稳定后转入我院。查体：神志清楚，生命体征稳定，颈、前胸可见皮下淤青，多个出血点；右侧髋部及周围大片皮肤挫伤，创口渗血（图 12-8），左下肢短缩约 4cm，足趾感觉、运动正常。骨盆 CT 扫描三维重建（图 12-9）示左侧骶骨骨折、明显上移。

入院诊断：①骨盆骨折合并 MLL 损伤（左侧 Tile C1.3 型）；②肺爆震伤、创伤性湿肺；③右踝关节开放骨折合并软组织缺损。入院后行左下肢股骨髁上牵引，病情稳定后于伤后 10 天行第一次手术，闭合复位、微创固定术。

（一）手术过程

安装 Starr 架辅助复位，透视下骨盆出口位（图 12-10）、入口位（图 12-11）基本解剖复位后置入左侧 S_1、S_2 骶髂螺钉导针，S_1 导针入中线，S_2 导针贯穿，双导针均位置满意（图 12-12），测量螺钉长度，拧入相应长度的直径 7.3mm 空心钉，可见螺钉加压过程中左侧骶骨骨折分离移位间隙明显变小（图 12-13）；前环辅助 infix 架固定。术后麻醉清醒后查体示双下肢感觉、活动均正常，术后第 2 天复查骨盆 X 线

（图 12-14）和 CT（图 12-15）示骨折复位较术中有轻度上移，内固定骶髂螺钉位置可，未进入骶管、骶孔。术后 24 小时后出现左足趾背伸不能，足背足底麻木，渐渐出现跖屈不能；术后 1 周复查骨盆 X 线发现骨盆骨折复位丢失（图 12-16），左足运动功能未恢复。再次行左股骨髁上牵引术，牵引后患者自觉左下肢麻木减轻，牵引 1 周后观察患者左下肢运动、感觉并无改善，左下肢短缩 2cm。考虑骨盆骨折固定不稳定，合并腰骶丛神经损伤与骨折不稳定有关，决定行后路腰髂撑开复位固定骨盆。

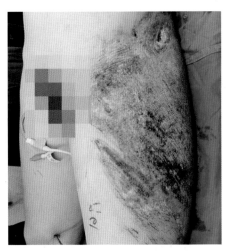

图 12-8　皮肤挫伤

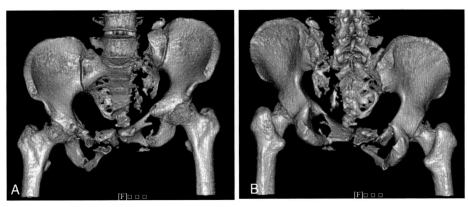

图 12-9　骨盆 CT 扫描三维重建

A. 正面；B. 后面

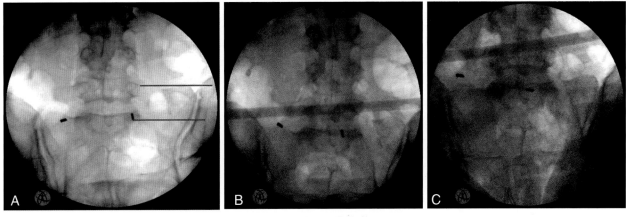

图 12-10　透视下骨盆出口位

A ～ C. Starr 架复位过程

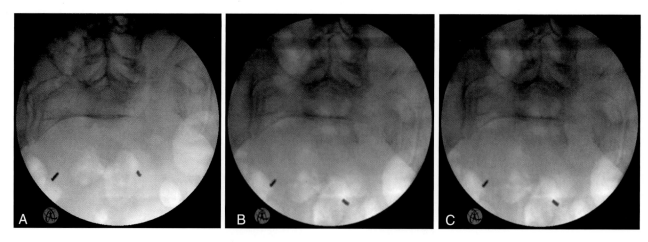

图 12-11　透视下骨盆入口位

A ～ C.Starr 架复位过程

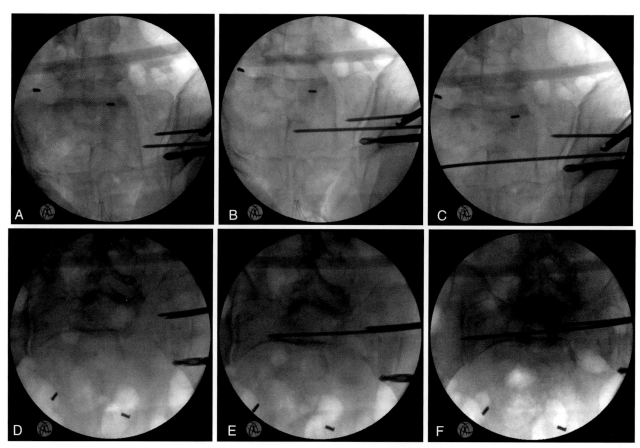

图 12-12　透视下置入左侧 S_1、S_2 骶髂螺钉导针

A ～ C. 出口位；D ～ F. 入口位

　　第二次手术：于第一次手术后 2 周行后路左侧腰骶撑开复位固定术。术中复位前透视见左侧半骨盆明显上移，S_2 螺钉通过左侧 S_2 神经孔（图 12-17），行左侧腰骶撑开复位后骨折移位明显纠正，骨盆环轮廓基本恢复正常（图 12-18），于是行后路腰骶固定。术后复查骨盆 X 线示骨盆环基本恢复正常（图 12-19），后环形成三角固定。对照复位前后骨盆入口、出口位 X 线可看出骨折移位明显纠正（图 12-20）；复查 CT 未发现骶髂螺钉进入骶管和骶孔（图 12-21）。术后患者双下肢恢复等长，左下肢麻木消失，但足趾活动未恢复。

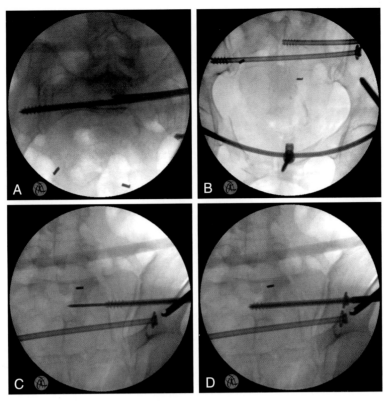

图 12-13　拧入相应长度直径 7.3mm 的空心钉

A ～ D. 螺钉置入过程

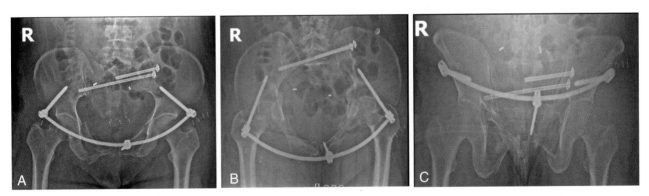

图 12-14　术后复查骨盆 X 线片

A. 正位；B. 入口位；C. 出口位

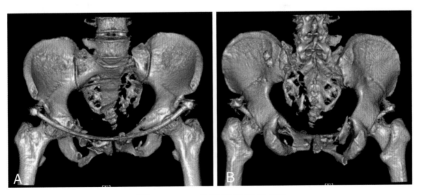

图 12-15　术后复查骨盆 CT

A. 正面；B. 后面

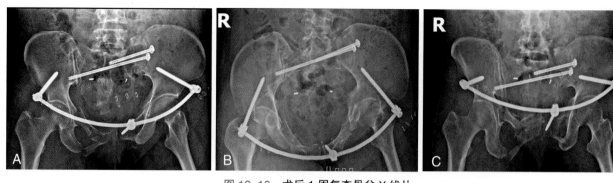

图 12-16 术后 1 周复查骨盆 X 线片
A. 正位；B. 入口位；C. 出口位

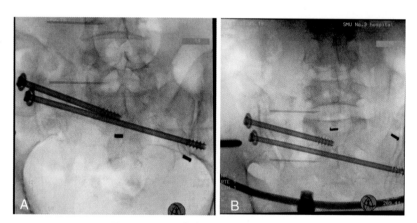

图 12-17 S_2 螺钉通过左侧 S_2 神经孔
A. 入口位；B. 出口位

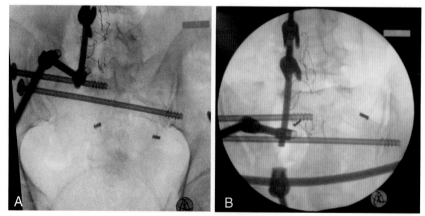

图 12-18 腰髂撑开复位
A. 入口位；B. 出口位

（二）术后随访

术后 6 个月复查骨折已愈合，并下床行走，左足背伸肌力 1 级，跖屈 3 级。行腰骶丛 MRN 检查（图 12-22）示左侧腰骶干神经走行路径有明显卡压，经与患者沟通决定行腹腔镜下左侧腰骶干神经探查松解手术。术中发现骶前瘢痕组织粘连严重，腹腔镜下无法进行瘢痕组织的分离，未能找到腰骶干神经后终止手术。患者现伤后 3 年，左足仍然是背伸肌力 1 级，跖屈 3 级。

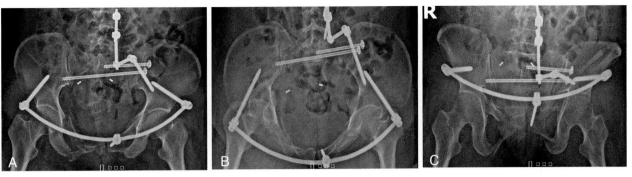

图 12-19 第二次手术后复查骨盆 X 线片

A. 正位；B. 入口位；C. 出口位

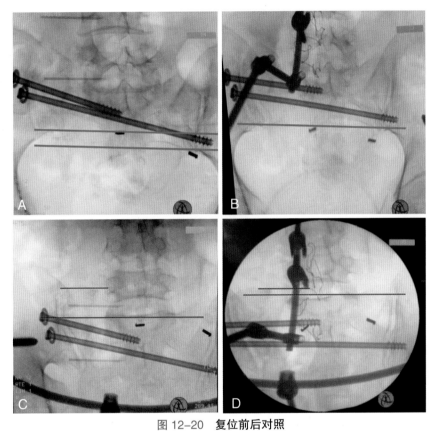

图 12-20 复位前后对照

A. 复位前骨盆入口位；B. 复位后骨盆入口位；C. 复位前骨盆出口位；D. 复位后骨盆出口位

（三）经验与教训

1. 特点 ①术后 24 小时后出现左下肢迟发神经症状；②术后先出现腰骶干神经症状，紧接着出现 S_1 神经症状；③骨盆骨折闭合复位双骶髂螺钉固定后复位持续丢失。

2. 教训 ①损伤严重、垂直移位较大的骨盆 C 形损伤，骶髂螺钉的固定强度可能不够，建议高能量损伤首选腰骶固定；②严重移位的骨盆 C1.3 型骨折，尤其是骨折端明显分离的骶骨骨折时闭合复位过程中可能对腰骶丛神经造成卡压，手术过程中要监测下肢神经电生理；③患者术后未早期行腰骶丛神经的探查减压，导致术后神经功能未能恢复。

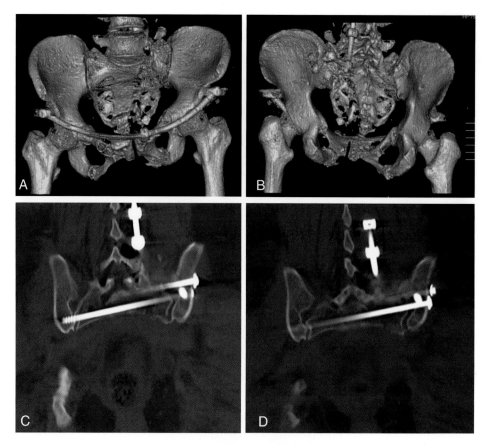

图 12-21 第二次手术后复查 CT
A. 正面；B. 后面；C、D. 冠状面

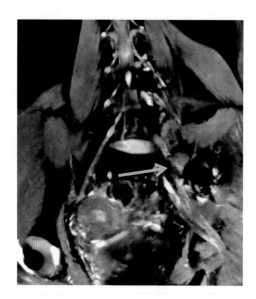

图 12-22 术后 6 个月腰骶丛 MRN 检查

第二节　骶髂螺钉位置偏差导致腰骶干神经损伤

骶髂螺钉是微创固定骨盆后环的手术方式，经髂骨外侧面穿骶髂关节后再经骶骨翼进入椎体。骶髂螺钉经过骶骨翼时因通道较窄，前方有腰骶干神经和髂血管，后有骶管，上、下均有神经根管，置入风险较

高。螺钉从骶前穿出（图 12-23）或进入骶管、椎管（图 12-24）可导致神经、血管损伤，甚至危及生命，应慎重选择骶髂螺钉置入手术；手术前一定要在计算机上进行骨盆 CT 的通道测量，满足螺钉置入条件时才能选择骶髂螺钉。

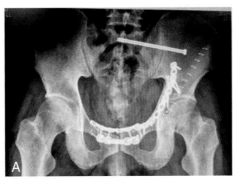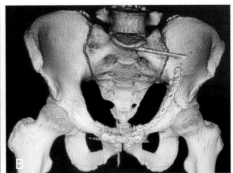

图 12-23　螺钉从骶前穿出
A. 骨盆 X 线正位片；B. 骨盆 CT 扫描三维重建

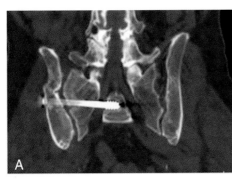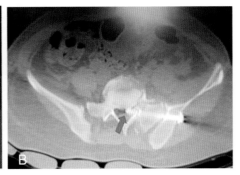

图 12-24　螺钉进入骶管、椎管
A. 骨盆 CT 冠状位；B. 骨盆 CT 横断面

临床病例：患者，男，55 岁，以"摔伤致盆部疼痛、活动受限、排尿困难 1 小时"急诊入当地医院治疗。入院诊断：①骨盆骨折（Tile C 3.2 型）；②尿道断裂。在当地医院急诊行尿道会师＋骨盆外固定架固定，伤后 1 周转入我院。入院查体：骨盆环行外固定支架固定，耻骨联合上方纵行剖腹探查切口，有膀胱造瘘管，双下肢基本等长，下肢感觉、运动正常，肌力正常。入院查骨盆 X 线（图 12-25）及骨盆 CT 扫描三维重建（图 12-26）示：左侧髂骨新月形骨折、向上方移位，右侧骶髂关节后上脱位；双侧耻骨上下支骨折。病情稳定后于伤后第 10 天行手术，手术方式为闭合复位、微创固定术。

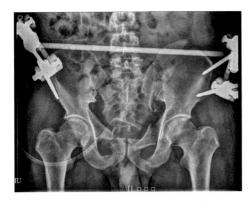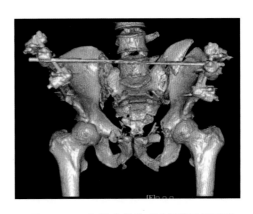

图 12-25　入院查骨盆 X 线片　　　图 12-26　入院查骨盆 CT 扫描三维重建

（一）手术过程

　　用骨盆随意复位架先复位左侧骨盆新月形骨折，透视见骨折复位满意后置入左侧 S$_2$ 骶髂螺钉到中线，同时置入左侧 LC2 螺钉导针。将左侧半骨盆环用骨盆复位架固定在手术床上，复位右侧骶髂关节脱位，透视见右侧骶髂关节脱位复位后将左侧 S$_2$ 骶髂螺钉导针贯穿至右侧，拧入相应长度、直径 7.3mm 的骶髂螺钉。从右侧置入 S$_1$ 贯穿螺钉导针（图 12-27），观察骨盆环结构基本恢复正常，置入右侧 S$_1$ 贯穿螺钉，前环行 INFIX 固定（图 12-28）；因置入左侧 LC2 螺钉时出现导针断裂，螺钉未过骨折线，于是未行 LC2 螺钉固定；断针刚好跨越骨折线，可辅助维持骨折的稳定，未取出。手术顺利，术中出血 50ml。

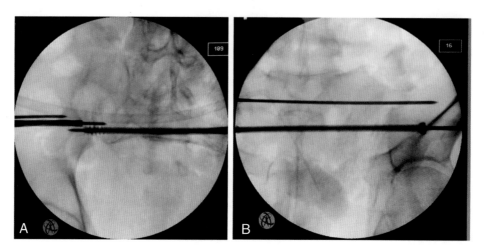

图 12-27　S$_1$ 贯穿螺钉导针

A. 入口位；B. 出口位

（二）术后随访

　　麻醉清醒后患者出现右侧腓总神经损伤症状，右足背伸不能，小腿外侧及足背麻木。复查骨盆 X 线（图 12-29）和 CT（图 12-30）示右侧骶髂关节后脱位未完全复位，S$_1$ 贯穿骶髂螺钉突破右侧髂骨体，并从右侧骶骨耳状面前穿出（图 12-31），S$_2$ 骶髂贯穿螺钉位置好（图 12-32）。影像显示穿出的骶髂螺钉紧贴骨面，行对症治疗，未行螺钉取出。术后 6 个月复查右下肢神经损伤症状无恢复，于是行二次手术探查并取出 S$_1$ 螺钉。

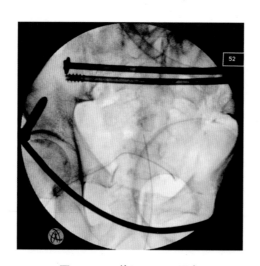

图 12-28　前环 INFIX 固定

　　神经探查：通过腹腔镜下探查腰骶干神经，见右侧 S$_1$ 骶髂螺钉穿出骶前，明显压迫右侧腰骶干神经，无法通过腹腔镜下进行神经松解，于是在腹腔镜辅助下取出 S$_1$ 骶髂螺钉，同时进行腰骶干神经松解。术后 1 个月开始出现右足神经功能恢复现象，6 个月后复查见右足感觉基本恢复，足背伸肌力达 4 级，复查骨盆 X 线（图 12-33）示骨盆骨折愈合良好，无骨折复位丢失，患者基本恢复正常行走。

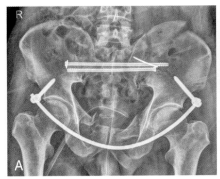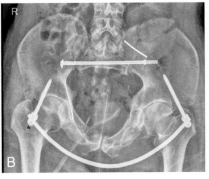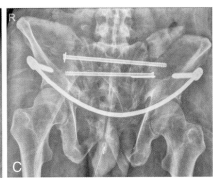

图 12-29　术后复查骨盆 X 线片
A. 正位；B. 入口位；C. 出口位

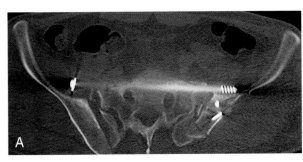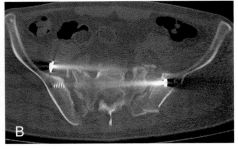

图 12-30　术后复查骨盆 CT
A、B. 横断面

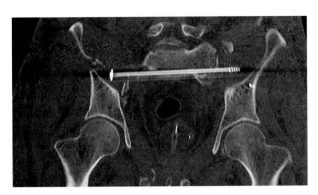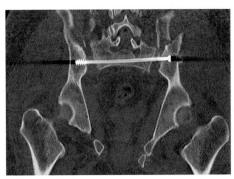

图 12-31　S$_1$ 贯穿骶髂螺钉突破髂骨体　　　图 12-32　S$_2$ 骶髂贯穿螺钉

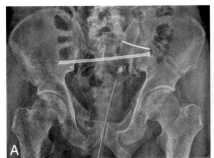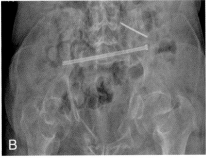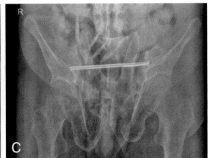

图 12-33　术后 6 个月复查骨盆 X 线片
A. 正位；B. 入口位；C. 出口位

（三）经验与教训

腰骶干神经走行于骶骨耳状面时紧贴骨面向后绕行，汇入 S_1、S_2 神经根后，穿过梨状肌形成坐骨神经。由于腰骶干神经紧贴骶前骨面，而髂血管在神经的浅层，因此当骶髂螺钉穿出骶前骨质后（图 12-34）首先损伤腰骶干神经，其次是髂血管。本例术中透视骨盆入口、出口位，侧位导针在骶骨的位置均理想，但由于骶髂关节后脱位没有完全复位时入口、出口位很难判断骶髂关节后脱位是否复位，因此出现螺钉切出髂骨，并造成骶前腰骶干神经损伤。术前应仔细分析骨盆 CT 片，并在计算机上测量骶髂螺钉通道的大小。如果通道较小，最好改变手术方案。骶髂关节后脱位应慎重选择闭合复位骶髂螺钉固定，选择髂窝入路或 LRA 骶前钢板固定。

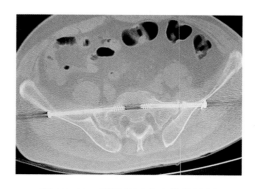

图 12-34 骶髂螺钉穿出骶前骨质

本例中骶髂螺钉拧穿垫片、髂骨内外板的原因：①骨质疏松严重，螺钉经过髂骨内外板时没遇到大的阻力；②骶髂螺钉没有经过骶髂关节面，因螺钉通过骶髂关节面时会遇到较大阻力。除了术前认真准备、术中仔细操作外，一旦术后出现神经损伤症状，应尽早行神经探查，解除神经压迫。

第三节 手术错误导致的误诊误治

一、临床病例

患者，女，18 岁，以"高处坠落致腰骶部伤后疼痛、右足背伸活动不能 6 小时"于 2016 年入当地医院治疗。入院查体：腰背部及骶尾部压痛，右足背伸不能（足下垂表现），右足趾血供、感觉正常，大小便正常。行腰椎 X 线、骨盆 X 线、CT 扫描三维重建及腰椎磁共振成像（MRI）（图 12-35）示第 2 腰椎骨折、骶 2 椎体骨折（H 形骨折）。病情稳定后行第一次手术（具体手术方式不详），术后患者右下肢症状无变化，复查 X 线片如图 12-36；伤口拆线后出院。6 个月后出现腰骶部疼痛加重，右下肢足下垂无变化，复查腰椎 X 线片示腰椎内固定棒断裂（图 12-37），未做处理。因腰痛渐渐加重于术后 1 年（2017 年）再次入院，查腰椎 X 线示内固定断裂并移位（图 12-38），行腰椎内固定装置取出术，并行腰骶椎固定、骶管探查术，术后患者出现大小便失禁，右下肢仍然足下垂；复查腰骶椎 X 线如图 12-39。患者术后继续康复治疗 6 个月，无大小便功能恢复迹象及右足趾活动改善，第二次手术后 1 年（2018 年）行第三次手术，取出内固定钉棒系统后出院。出院后因大小便功能障碍、右足下垂畸形及右侧弯腰后右下肢麻木等症状，于伤后 3 年来我院。入院查体：双下肢基本等长，跛行，腰右弯时感觉右小腿麻木、疼痛明显；右股四头肌力 4 级，右足背伸肌力 1 级，足背感觉减退，跖屈肌力 4 级，肛门括约肌松弛。行骨盆 X 线检查示骨盆骨折畸形愈合（图 12-40），CT 扫描三维重建后 3D 打印模型清楚显示右侧骶骨整体上移，右侧骶骨翼与腰 5 横突贴近，椎间孔明显变小；右侧 S_1 孔闭塞（图 12-41）。

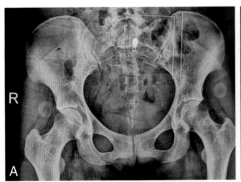
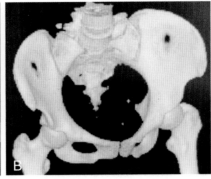
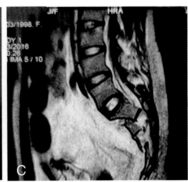

图 12-35　术前检查

A. 骨盆 X 线正位；B. 骨盆 CT 三维重建；C. 腰椎 MRI

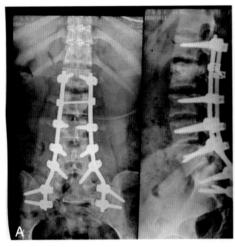
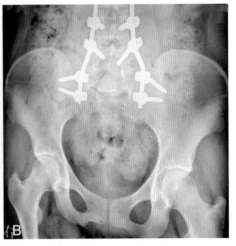

图 12-36　第一次手术后 X 线检查

A. 腰椎正侧位；B. 骨盆正位

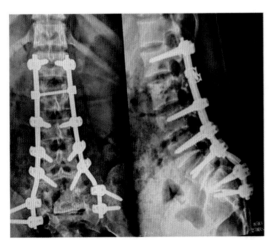
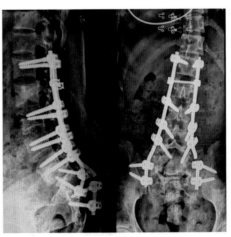
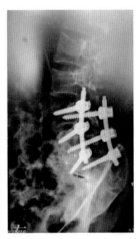

图 12-37　第一次术后 6 个月腰椎 X 线片　　图 12-38　第一次术后 1 年腰椎 X 线片　　图 12-39　第二次术后

腰椎 X 线片

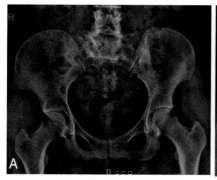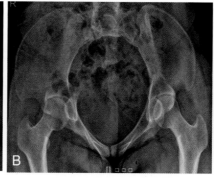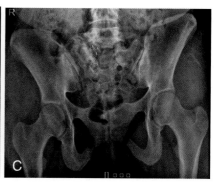

图 12-40　伤后 3 年骨盆 X 线片

A. 正位；B. 入口位；C. 出口位

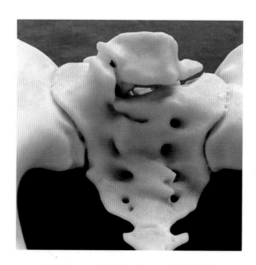

图 12-41　伤后 3 年 3D 打印模型

二、经验教训

（一）受伤时诊断

结合受伤时临床表现、查体、影像学表现，患者第 2 腰椎压缩骨折未伤及椎管。骶骨骨折为骶骨 H 形骨折，骶 2 椎体横断并前后重叠移位，压迫骶管，患者表现为右侧腓总神经损伤症状，无大小便功能影响，分析原因为骶管压迫不严重，而右侧腓总神经症状来源于右侧髂骨翼骨折上移导致腰骶干神经损伤，神经压迫来自骶前，因骶 2 椎体骨折影响 S_2 及以远神经根，表现为大小便功能改变，患者伤后未出现大小便功能改变，说明骶管内马尾神经压迫不严重。诊断为：①骶骨 H 形骨折合并右侧腰骶干神经损伤；②第 2 腰椎压缩骨折（Ⅰ度）。正确的处理方式应该行后路腰髂撑开复位固定术，术中确定双侧骶髂翼的上移撑开复位，因无大小便功能障碍，无须骶管探查。腰骶干神经损伤为骶骨翼上移导致，经后路腰髂撑开复位后神经牵拉损伤自然缓解，无须前方减压。腰 2 椎体骨折不需要手术干预。

（二）第 1 次手术失误原因

从术后 X 线片分析，患者伤后行腰 2 椎体骨折、骶骨骨折行后路切开复位脊柱骨盆固定术，术中将 L_1、$L_3 \sim L_5$、髂骨一起固定，骨折应该是原位固定，未行骶管减压：①整个腰骶椎完全固定，患者腰椎活动受到影响严重，内固定断裂；②L_2 椎体骨折仅伤及前柱，无明确手术指征；③骶骨翼上移未复位，导致术后神经功能未恢复。

（三）第 2 次手术教训

第二次手术是在脊柱内固定断裂、右下肢症状无改善的条件下进行的，从术后 X 线分析，取出脊柱内固定钉棒系统更换了 L_4、L_5、S_1 固定，并行骶管减压：①错误认为右下肢神经功能未恢复为骶管压迫导致，选择了骶管探查；②伤及骶管内的马尾神经，导致术后患者大小便失禁；③行腰骶椎融合固定无明确手术指征；④未进行右侧腰骶干神经探查松解。

患者第二次术后：①大小便功能及性功能障碍；②右足趾、踝关节活动影响；③右侧弯腰时右下肢明显麻木、疼痛。分析病情：①患者因骶管探查后导致大小便功能障碍，无再次行骶管探查神经修复的可能；②右侧 S_1 孔已闭合，S_1 神经根的功能恢复可能性小，其残留的跖屈功能可能是由 S_2 神经支配；③右侧股四头肌肌力减弱及足背伸功能障碍应为右侧腰骶干神经损伤导致，损伤原因为右侧椎间孔变窄压迫（查体及影像学均明确支持），或骶前卡压。经与患者沟通，患者同意行右侧神经探查松解手术。

（四）第三次手术效果

全身麻醉下经由右侧 LRA 中间窗进行右侧 L_4、L_5 及腰骶干神经探查术，术中沿腰大肌内侧缘与髂血管间隙显露，在骶髂关节内侧见闭孔神经完好。因瘢痕组织增生严重，在骶髂关节内侧未找到腰骶干神经组织，于是沿腰大肌内侧缘向上分离至 L_4/L_5 椎间隙水平，找到 L_4/L_5 椎间孔，见椎间孔明显变小，L_5 神经根明显变细，周围瘢痕组织增生并对 L_4、L_5 神经根形成卡压，沿腰大肌表面找到股神经后进行松解；沿 L_5 神经根向远端进行游离，见腰骶干神经纤细，向骶前走行瘢痕组织无法分离。于是行 L_4/L_5 椎间孔周围截骨，扩大椎间孔，术毕 L_5 神经根。术后复查骨盆 CT（图 12-42）示右侧 L_4/L_5 椎间孔明显扩大。术后 2 个月患者感右侧股四头肌力明显增加，右侧弯腰时不再有右下肢放射性麻木、疼痛。右足运动功能仍无明显改善。

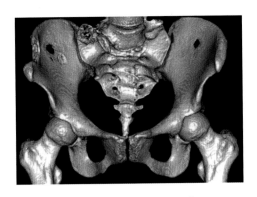

图 12-42　第三次手术后骨盆 CT

术前对骶骨骨折、骶管损伤的诊断一定要明确，了解神经损伤的原因，明确神经损伤的定位、定性诊断；要求临床表现、症状、体征与影像学表现一致；合并下肢神经损伤一般在 S_1 神经根以上，压迫可能来自骶前或骶管；S_2 椎体骨折影响 S_2 以远神经根，出现大小便功能障碍。患者有骶骨翼骨折移位，又有 S_2 横行骨折骶管点位，因此术前要准确判断神经损伤部位；S_2 骨折骶管点位一般不会引起下肢神经症状，结合骨盆 X 线、CT 及 MRI 表现，诊断右下肢神经损伤症状是由于右侧骶骨翼骨折向上移位压迫腰骶干神经引起，手术方式以复位右侧骶骨翼骨折移位为主，必要时进行骶管探查。患者出现多次手术失误都是因为术前没有弄清楚神经损伤的机制、损伤部位、性质等，导致手术失误。

第13章　骨盆骨折合并腰骶丛神经损伤的疑难病例

骨盆骨折合并腰骶丛神经损伤的发生率为 0.75% ～ 15%，而严重骶髂关节周围骨折并发腰骶丛神经损伤高达 25% ～ 66%，骨盆骨折合并神经损伤发病率呈逐年上升趋势。骨盆骨折合并腰骶丛神经损伤的损伤机制较为复杂，有骨折移位引起的牵拉伤、骨折端的骨性卡压伤、根性撕脱伤、瘢痕包裹压迫损伤等；其诊断也相当复杂，要结合临床症状、体格检查和影像学资料综合评估，才能对神经损伤准确定位和定性诊断。

第一节　骨盆骨折合并骶管占位、神经损伤

一、病例介绍

患者，女，62 岁，1 个月前骑电动车摔倒，右臀部着地，诉右侧臀部疼痛，当时能行走，半个月前从床上坠落摔伤，右臀部先着地，仍能坚持行走，无足趾麻木、疼痛，诉 1 周前搬重物后突然出现右下肢麻木、疼痛，站立、行走不能，到当地医院就诊，CT 检查示右侧骶骨骨折、左侧耻骨支骨折，腰椎间盘突出，因右下肢麻木、疼痛不能缓解，于 3 天前（2019 年 9 月）来我院。入院查体：骨盆挤压分离试验（+），双下肢等长，右胫前、足背、足底麻木，足背伸肌力 3 级，跖屈肌力 2 级，不能翻身，双下肢直腿抬高试验（－）。骨盆 X 线（图 13-1）及 CT（图 13-2）检查示右侧骶骨 Denis Ⅱ 区压缩骨折，骶骨翼明显压缩变窄，骶前有骨块右突出，无明显向上移位，左侧耻骨支骨折波及左髋臼下缘，骶管内有占位病变，性质待查。入院后症状加重，渐渐出现右小腿内侧、膝周感觉减退，足底感觉消失，蹬背伸肌力 3 级，胫前肌力 3 级，腓骨长短肌力 0 级，腓肠肌力 1 级，股 4 头肌骨力四级。查骨盆腰骶丛 MRN（图 13-3）示右侧腰骶干、S_1 神经根连续性中断，骶管内有高信号影，考虑为血肿可能。入院诊断：①骨盆骨折（Young-Burgess 侧方挤压型 -LC 型）；②骶管内占位（血肿？肿瘤待排？）；③左下肢神经损伤（定位、定性？）。

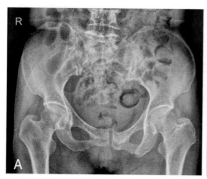 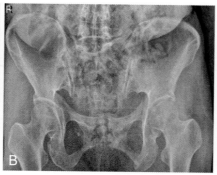 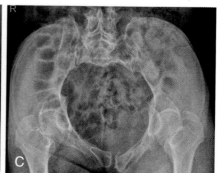

图 13-1　**骨盆 X 线片**

A. 正位；B. 出口位；C. 入口位

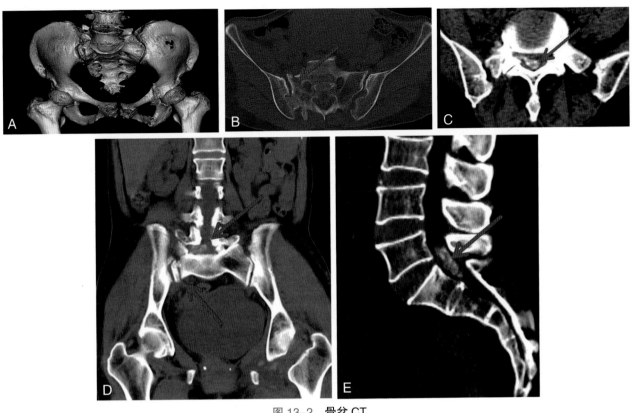

图 13-2　骨盆 CT
A. 前面；B. 横断面；C. 骶管占位；D. 冠状位；E. 矢状位

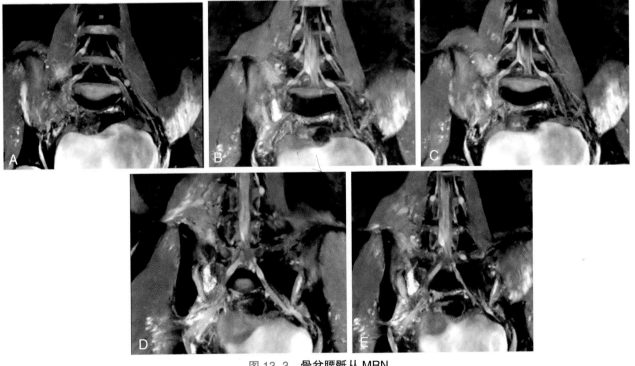

图 13-3　骨盆腰骶丛 MRN
A ～ E. 不同层面

二、诊断

（一）骨折分型

老年患者存在骨质疏松可能，骨盆骨折损伤机制为侧方压迫导致的低能量损伤，但损伤部位不在髂骨，而在骶骨侧，因此不在 LC 分型中。患者前后环均存在骨折，右侧后环为骶骨 Denis II 区压缩骨折，存在垂直和旋转不稳定，分型可归类为 Tile C1.3 型。

（二）左下肢神经损伤原因

由左侧骶骨骨折导致。

1. 支持点　患者左下肢迟发神经损伤表现，涉及 L_4、L_5、S_1 神经根。结合病史，患者两次受伤均为右侧臀部着地，搬重物时诱发神经症状，并渐渐加重，可能是骨折移位压迫腰骶干及 S_1 神经根；MRN 腰骶丛神经重建示右侧腰骶干走行区域神经连续性中断。

2. 不支持点　骨盆 X 线及 CT 均显示右侧腰骶干无明显骨折突出移位压迫神经；有骶管（$S_1 \sim S_3$）内占位病变，性质不定，可能是引起下肢神经症状的原因。

（三）骶管内占位性质

血肿（来源？病因？）、肿瘤（性质？）。

三、治疗方案

（一）手术指征

患者伤后有盆部疼痛，且两次摔倒，2 周后搬重物时突然出现右下肢神经症状，且进行性加重，如不及时治疗神经功能恐难恢复，可能导致右侧小腿完全失神经支配，手术指征明确。

（二）手术方式

患者神经症状可能由骶管占位压迫、骶骨骨折压迫所致，请影像科、脊柱外科、神经外科、神经内科专家会诊：继续观察治疗、后路骶管探查、前路骶骨骨折复位骶前神经探查、前后路探查。决定行骶前神经探查减压、骨折固定术，术后视病情变化再进一步处理。

1. 前方入路骶前腰骶干神经探查松解术　全身麻醉、平卧位，取右侧 LRA 上半部分皮肤切口，经中间窗显露骶髂关节，探查见因骶骨翼压缩明显，骶髂关节紧贴 S_1 椎体，骶前瘢痕增生，仔细分离见腰骶干神经被骨折断端卡压，神经受压变细，被周围瘢痕组织束带束缚，行周围瘢痕粘连松解，由近向远端松解后去除周围瘢痕组织，神经明显松弛。患者骨盆后环是压缩性骨折，骨折端嵌插，相对稳定，选择前环固定。前环固定完成后再次观察见腰骶干神经明显肿胀增粗，考虑为神经减压后水肿导致，冲洗伤口后彻底止血，放置引流管关闭伤口。

2. 术后复查　患者手术后即感觉右小腿麻木明显减轻，运动功能开始恢复，术后 1 周股四头肌力恢复至 5 级，复查骨盆 X 线（图 13-4）示骨盆骨折同术前，前环有 INFIX 架固定。术后 1 个月复查骨盆 X 线及 CT（图 13-5）未见骨折再移位，骶管内原来占位病变消失（图 13-6）；小腿肌力除踇背伸肌外，其他肌力进一步恢复。术后 6 个月步行来复查，未诉不适，行走轻度跛行，右足感觉正常，小腿肌力除踇背伸肌力 4 级，其他肌力均 4+ 级，取出 INFIX 内固定支架后查腰椎 MRN 发现原骶管占位病变完全消失（图 13-7）。

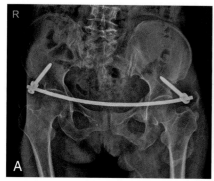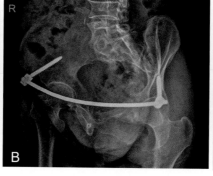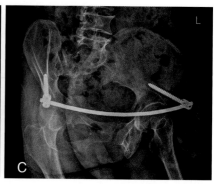

图 13-4　术后 1 周骨盆 X 线检查

A. 正位；B. 左闭孔斜位；C. 左髂骨斜位

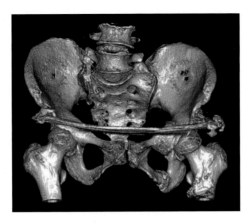

图 13-5　术后 1 个月复查骨盆 CT

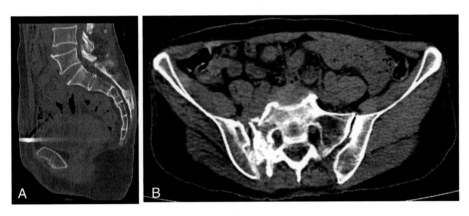

图 13-6　骶管内占位病变消失
A.CT 矢状位；B.CT 横断位

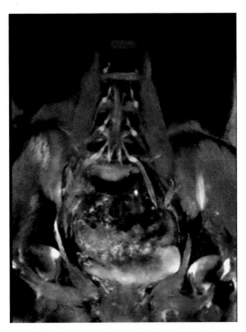

图 13-7　骶管占位病变完全消失

四、思考

患者虽然取得较好的治疗效果，但仍有较多质疑：患者右下肢神经损伤症状来自哪里？骶管内占位是什么性质？肿瘤不可能自然消失，如果是血肿，又是如何导致的呢？行术中探查是因为影像学表现有神经受压，但这种类型的骨折很少能引起神经压迫症状。患者神经功能恢复是神经减压松解的结果还是骶管血肿吸收后自行恢复？

第二节　骨盆骨折合并周围神经损伤

骨盆骨折合并四肢神经走行损伤常见，临床鉴别较困难，应结合患者的临床表现、体格检查判断神经损伤的位置，再结合影像学表现进一步明确神经损伤的定位、定性诊断，这对于多处损伤均可造成神经损伤、临床表现又都符合的患者很难做出正确的判断。

一、临床病例

患者，男，28岁，高处坠落致盆部疼痛、右臀部流血、右下肢功能障碍入院。受伤时右臀部着地并被钢筋刺入坐骨结节。入院查体：骨盆挤压分离试验（+），右臀部可见一直径约2cm创面出血，深达坐骨结节骨质；双下肢等长，右膝以远运动、感觉全丧失。骨盆CT扫描三维重建（图13-8）示右侧骶骨Denis II区骨折，轻度向上移位，右侧L_5横突骨折，耻骨联合分离。入院后行右大腿后侧伤口清创，后路腰骶撑开固定＋前方耻骨联合钢板固定术（图13-9），术后右下肢神经损伤症状无改善，且出现右侧髋部顽固性疼痛过敏，难以忍受，于术后6个月转入我院。查体：骨盆环无畸形，骨盆挤压分离试验（-），双下肢等长，右臀部坐骨结节处有一伤口瘢痕，已经愈合，深压时似乎有右下肢放射性麻痛；右膝以下感觉运动完全丧失。CT扫描三维重建（图13-10）示左侧骶骨陈旧骨折已经愈合，骨折移位并波及右侧S_1、S_2孔，冠状位显示骶孔堵塞。骨盆MRN检查（图13-11）示右侧腰骶丛神经连续性存在，但在骶前有受压表现，神经根水肿明显。入院诊断：①陈旧性骨盆骨折（Tile C1.3）；②右腰骶丛神经损伤？③左坐骨神经损伤？

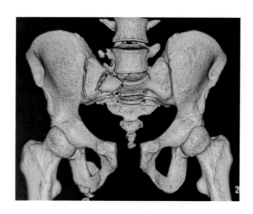

图 13-8　入院骨盆 CT 扫描三维重建

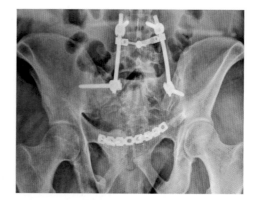

图 13-9　入院后手术

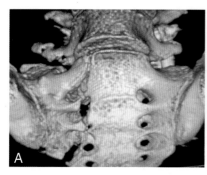
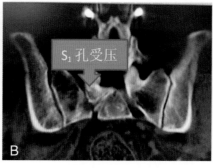
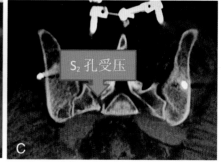

图 13-10　术前骨盆 CT 扫描三维重建

A. 骶骨前面；B.S_1孔受压；C.S_2孔受压

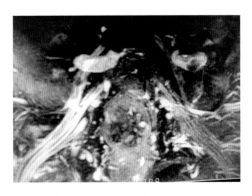

图 13-11　**复查骨盆 MRN 检查**

二、诊断讨论

右下肢神经损伤的原因与骨盆骨和坐骨结节外伤有关。

（一）骨盆骨折

1. 支持点

（1）患者右侧骶骨 Denis Ⅱ 区骨折，骨折线累及右侧 S_1、S_2 孔，且骨折移位，神经孔受压变小。

（2）右侧骶骨翼有骨折块分离并向前方移位，可能压迫腰骶干神经。

（3）右侧臀肌萎缩，提示臀上神经损伤。

（4）骨盆腰骶丛 MRN 提示骶前神经受压水肿。

2. 不支持点

（1）右侧骶骨骨折移位不严重，与神经的完全性损伤表现不符。

（2）腰骶丛 MRN 显示为神经的连续性存在，神经水肿，但患者伤后 6 个月神经完全性损伤无恢复，且存在严重的痛觉过敏，症状与影像学表现不符合。

（二）坐骨结节外伤

1. 支持点

（1）右侧坐骨结节处钢筋刺穿，为坐骨神经的路径。

（2）临床表现为右侧坐骨神经完全损伤。

（3）伤后 6 个月未恢复，符合坐骨神经断裂表现，与钢筋刺伤性质相符。

（4）压迫坐骨结节伤口深处有下肢放射性麻痛。

2. 不支持点

（1）臀肌挛缩不能解释。

（2）骨盆腰骶丛 MRN 显露右侧腰骶干神经、S_1 神经根均有水肿表现。

三、治疗方案

（一）手术指征

患者伤后有盆部顽固性痛觉过敏、右膝以远感觉、运动丧失，严重影响生活，且有骨盆骨折畸形愈合病史，坐骨结节处外伤史。因此有明确手术指征。

（二）手术方式

腹腔镜下腰骶干神经探查松解术：全身麻醉下取平卧位，腹腔镜下打开腹膜后进行腰骶干神经探查。显露髂血管与腰大肌的间隙向近端分离，于近 L_4/L_5 椎间盘水平找到 L_5 神经根，沿 L_5 神经向远端游离，见神经组织在骶前明显被瘢痕组织包裹，肿胀变粗，连续性存在。行镜下松解腰骶干神经组织。

四、术后复查

患者手术后右侧臀部的痛觉过敏消失，但右下肢的运动感觉功能无改变。伤口愈合拆线后出院。术后

1个月右侧臀部痛觉过敏，但程度明显小于术前，疼痛时间也明显缩短，疼痛持续1个月后消失，右下肢神经功能障碍无变化。术后1年复查患者行走可，但右膝以远运动感觉功能仍无恢复。建议患者行坐骨结节处坐骨神经探查术，患者拒绝。

五、思考

患者有明确的骨盆骨折、坐骨结节开放损伤病史，二者均可损伤神经引起坐骨神经完全性损伤症状，临床上均有支持与不支持点。行腹腔镜下腰骶干神经探查松解术发现腰骶干神经连续性存在，有明显损伤表现，但术后1年患者右下肢神经功能丧失无一点恢复，因未行坐骨结节处坐骨神经探查，目前仍不能解释神经损伤的部位。

第三节　骨盆骨折合并 L₅ 神经根性撕脱损伤

骨盆骨折合并神经根性撕脱伤约占神经损伤的15%，由骶骨骨折的严重移位、骨折发生的瞬间造成神经根从椎管内撕脱而导致，是最严重的神经损伤，临床治疗效果较差。

一、临床病例

患者，男，24岁，醉酒后高处坠落致盆部后疼痛、右下肢功能障碍入院。入院查体：骨盆无明显畸形，骨盆挤压分离试验（+），双下肢等长，右小腿内侧、足背、足底感觉丧失，踝背伸、趾背伸不能，跖屈正常。骨盆 CT 扫描三维重建（图 13-12）示双侧骶骨骨折，无移位；右胫骨平台骨折；骨盆 MRI 检查未发现有神经损伤。入院后行右胫骨平台骨折切开复位钢板固定术（图 13-13），术后右下肢神经损伤症状无改善，右侧骶髂部顽固性疼痛，难以忍受，于伤后6周转入我院。查体：骨盆环无畸形，骨盆挤压分离试验（±），右侧臀部约 10cm×10cm 感觉丧失，臀肌萎缩；双下肢等长，右膝外侧有一手术切口瘢痕，已经愈合，深压时似乎无右下肢放射性麻痛；右小腿内侧、足背、足底感觉丧失，踝背伸、趾背伸不能，跖屈正常。骨盆腰骶丛 MRN 检查（图 13-14）示右侧 L₅ 神经根于椎管内从椎管分离处有明显损伤表现，其他位置未见；右膝外侧腓总神经 B 超未发现有神经水肿等。入院诊断：①陈旧性骨盆骨折；②右 L₅ 神经根损伤；③右胫骨平台骨折术后。

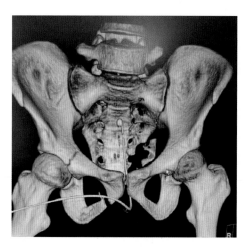

图 13-12　骨盆 CT 扫描三维重建

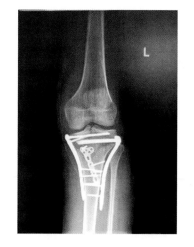

图 13-13　右胫骨平台骨折钢板固定

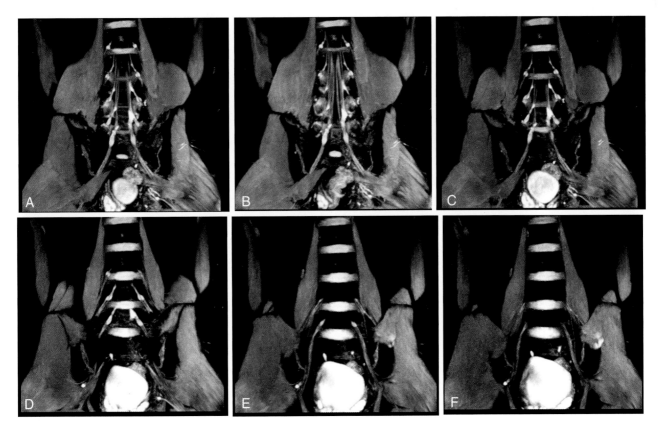

图 13-14　腰骶丛 MRN 检查

A ～ F. 不同层面

二、诊断讨论

（一）骨盆骨折

1. 支持点

（1）骶骨骨折，骨折线累及右侧 S_1、S_2 孔。

（2）右侧臀肌萎缩，提示臀上神经损伤。

2. 不支持点

（1）右侧骶骨骨折无移位，且骨折波及 S_1、S_2 神经根，未伤及腰骶干，与神经的完全性损伤表现不符。

（2）骨盆 MRN 未见腰骶丛神经损伤，但患者伤后 6 周神经完全性损伤无恢复，且存在严重的痛觉过敏，症状与影像学表现不符。

（二）胫骨平台骨折

1. 支持点

（1）右侧胫骨平台骨折后行外侧平台骨折手术，此处是腓总神经的路径。

（2）临床表现为右侧腓总神经完全损伤表现。

2. 不支持点

（1）臀肌挛缩不能解释。

（2）B 超检查未发现膝外侧腓总神经的损伤。

（三）神经根性撕脱伤

1. 支持点

（1）有明确的高处坠落外伤史。

（2）临床表现为右侧 L_5 神经根完全损伤。

（3）腰骶丛 MRN 提示右侧 L_5 神经根出椎管时有损伤。

2. 不支持点　损伤机制无法解释。

三、治疗方案

（一）手术指征

右侧骶髂部顽固性痛觉、右小腿运动、感觉功能障碍，严重影响生活，且 MRN 证实右侧 L_5 神经根性损伤证据。有明确手术指征。

（二）手术方式

椎管探查、右侧 L_5 神经根减压术。

参考文献

陈爱民, 李永川, 赵良瑜, 等, 2012. 骨盆后环不稳定伴骶丛损伤的诊断和治疗. 中华创伤杂志, 28(6):516-519.

陈伟, 王满宜, 张奇, 等, 2011. 三种内固定物固定骨盆后环损伤稳定性的生物力学比较. 中华骨科杂志, 31(11): 1232-1238.

陈伟, 张奇, 鲁谊, 等, 2012. 微创可调式接骨板治疗骶骨 Denis Ⅱ 型骨折. 中华创伤骨科杂志, 14(5):385-390.

刘威, 杨朝晖, 2020. Denis Ⅱ, Ⅲ型骶骨骨折伴神经损伤的治疗研究. 实用骨科杂志, 26(2):11-15.

史法见, 张锦洪, 2007. 骶骨骨折合并神经损伤的诊断与治疗. 中国矫形外科杂志, 15(18):1377-1378.

吴旻昊, 许可可, 陈子孟, 等, 2020. 腹直肌旁入路结合骶前减压术治疗陈旧性 Denis Ⅱ 型骶骨骨折合并上骶丛损伤的疗效分析. 中华创伤杂志, 36(5): 421-427.

杨光, 陈伟, 李旭, 等, 2015. 骶骨 Ⅱ 区骨折侧方、前方、旋转移位特点及其与骶神经损伤关系. 中华创伤骨科杂志, 17(3): 191-194.

杨晓东, 黄伟奇, 谷城, 等, 2017. 1例陈旧性骶骨骨折并腰骶丛神经损伤经前路探查松解术后随访15个月报告. 创伤外科杂志, 19(3): 235-236.

张英泽, 2013. 临床骨折分型. 北京: 人民卫生出版社.

赵立力, 2011. 垂直不稳定型骶骨 Ⅱ 区骨折致骶丛神经损伤相关因素分析. 中华医学杂志, 91(9):630-633.

郑秋宝, 樊仕才, 侯志勇, 等, 2021. 骶前减压骶孔成形术治疗陈旧性骶骨骨折合并骶丛神经损伤的疗效分析. 中华创伤骨科杂志, 23(1):47-54.

Beckmann NM, Chinapuvvula NR, 2017. Sacral fractures: classificaition and management .Emerg Radiol, 24(6):605-617.

Cao Y, Li YH, Zhang YL, et al, 2021. Contralateral obturator nerve transfer for femoral nerve restoration: a case report. Br J Neurosurg, 35(1):35-39.

Garozzo D, Zollino G, Ferraresi S, 2014. In lumbosacral plexus injuries can we identify indicators that predict spontaneous recovery or the need for surgical treatment? Results from a clinical study on 72 patients. J Brachial Plex Peripher Nerve Inj, 9(1):1.

Häckel S, Albers CE, Bastian JD, et al, 2020. Direct anterior decompression of L4 and L5 nerve root in sacral fractures using the pararectus approach: a technical note. Arch Orthop Trauma Surg, 140(3):343-351.

Hesse D, Kandmir U, Solberg B, et al, 2015. Femoral nerve palsy after pelvic fracture treated with INFIX: a case series. J Orthop Trauma, 29(3):138-143.

Khan JM, Marquez-Lara A, Miller AN, 2017. Relationship of sacral fractures to nerve injury: Is the denis classification still accurate? J Orthop Trauma, 31(4):181-184.

Lee JS, Kim YH, 2020. Factors associated with gait outcomes in patients with traumatic lumbosacral plexus injuries. Eur J Trauma Emerg Surg, 46(6):1437-1444.

Lehmann W, Hoffmann M, Fensky F, et al. 2014. What is the frequency of nerve injuries associated with acetabular fractures? Clin Orthop Relat Res, 472(11):3395-3403.

Lin JF, Wang YH, Jiang BG, et al, 2010. Overall anatomical features and clinical value of the sacral nerve in high resolution computed tomography reconstruction. Chin Med J (Engl), 123(21):3015-3019.

Liu YC, Zhan XR, Huang FM, et al, 2020. The application of lateral-rectus approach on toddlers' unstable pelvic fractures. BMC

Musculoskelet Disord, 21(1):147.

Porat M, Orozco F, Goyal N, et al, 2013.Neurophysiologic monitoring can predict iatrogenic injury during acetabular and pelvic fracture fixation. HSS J, 9(3):218-222.

Peng Y, Zhang W, Zhang GZ, et al, 2019. Using the Starr Frame and Da Vinci surgery system for pelvic fracture and sacral nerve injury. J Orthop Surg Res, 14(1):29.

Tawa N, Rhoda A, Diener I, 2016. Accuracy of magnetic resonance imaging in detecting lumbo-sacral nerve root compromise: a systematic literature review. BMC Musculoskelet Disord, 17(1):386.

Schmal H, Froberg L, Larsen MS, et al, 2018. Evaluation of strategies for the treatment of type B and C pelvic fractures: results from the German Pelvic Injury Register. Bone Joint J, 100-B(7):973-983.

Xie Y L, Cai L, Ping A S, et al, 2018. Lumbopelvic fixation and sacral decompression for U-shaped sacral fractures: Surgical management and early outcome. Curr Med Sci, 38(4):684-690.

Zhang RP, Yin YC, Li SL, et al, 2019. Sacroiliac screw versus a minimally invasive adjustable plate for Zone II sacral fractures: a retrospective study. Injury, 50(3):690-696.